AF602929

MOROEGRAPHIE DU SOMMEIL.

IMPRIMERIE DE C. THUAU,
Rue du Cloître-Saint-Benoît, n° 4.

RÉFLEXIONS

PHILOSOPHIQUES ET MÉDICO-LÉGALES

SUR LES

MALADIES INTELLECTUELLES DU SOMMEIL

PAR **PIERQUIN**,

Ancien médecin de l'hospice de la Charité, membre de l'Académie royale de médecine de Madrid, de la Société royale de médecine de Marseille, de l'Académie royale des sciences, inscriptions et belles-lettres de Toulouse, de la Société royale pour l'encouragement des sciences, des lettres et des arts d'Arras; membre titulaire de la Société de médecine pratique de Montpellier, membre du cercle chirurgical et de l'Athénée médical de la même ville, de la Société de statistique de Marseille, de la Société des sciences naturelles et médicales de Bruxelles, de la Société des sciences, agriculture et arts du département du Bas-Rhin séante à Strasbourg, de la Société de médecine du département du Gard séante à Nismes, de la Société de médecine de Louvain, Lyon, etc., etc., etc.

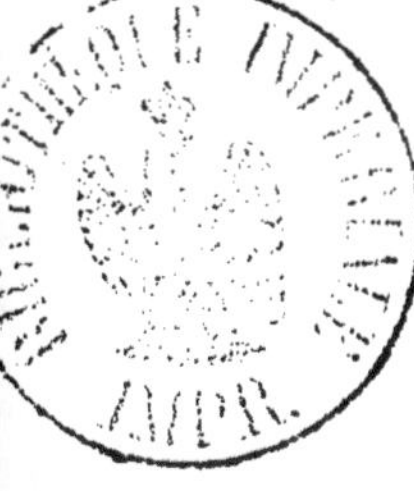

DEUXIÈME ÉDITION.

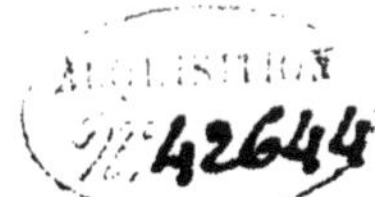

> Somnus vigilia, utraque modum excedentia morbus.
>
> HIPPOCRATE.
>
> Nous veillons dormant, et veillant dormons.
>
> MONTAIGNE.

PARIS.

1829.

Dédicace.

A L'AMI, A L'ÉLÈVE, A L'ÉMULE DE PINEL,

A M. ESQUIROL.

Comme un témoignage d'estime.

PIERQUIN.

RÉFLEXIONS

PHILOSOPHIQUES ET MÉDICO-LÉGALES

SUR LES

MALADIES INTELLECTUELLES DU SOMMEIL.

CHAPITRE PREMIER.

De l'identité des maladies intellectuelles.

Les phénomènes intellectuels qui ont lieu pendant le sommeil ont fixé de tout temps l'attention des métaphysiciens. Les médecins eux-mêmes ne se sont pas bornés à constater une affection pathologique, et pour la classer ils ont voulu la dénommer. Il est arrivé, dans cette circonstance, ce que l'on voit toutes les fois qu'on crée un mot pour désigner une chose dont les qualités, le mécanisme et les causes nous sont entièrement inconnus. Les médographes modernes ont très-bien senti le vice de toutes ces dénominations, mais ils n'ont point encore pu les remplacer par de meilleures, parce que leurs idées sur ce qu'ils voulaient désigner n'étaient pas beaucoup plus claires que celles de leurs prédécesseurs. Cet embarras, cette réprobation générale prouvent du moins, ce me semble, qu'on a senti depuis longtemps le besoin de rectifier et nos théories et notre technologie, et qu'il est temps dès-lors de soumettre cet état pathologique intellectuel à un nouvel examen, d'où ressortiraient nécessairement une meilleure théorie, une appréciation plus juste des faits et de leur ensemble, et par suite une dénomination plus philosophique, mieux appropriée à la chose. L'importance de cette question ne se borne pas seulement à ce qui la regarde directement, mais elle s'étend encore indirectement jusqu'à la physiologie, à la médecine, à la séméiotique, au pronostic, et même à la médecine-légale. On verra enfin si les affinités entrevues entre deux états complètement inconnus sont réelles, et si l'homme a véritablement trouvé, dans la chimère magnétique, le moyen de produire à volonté l'état moral et physique désigné jusqu'à présent sous les noms de *somnambulisme*, de *noctambulisme*, etc.

Avant de commencer l'examen de cette question, avant d'imposer à cette maladie un nom plus en rapport avec sa nature, il nous semble inutile de prouver qu'il y a entre les rêves et le somnambulisme une analogie telle, qu'on ne peut voir dans les premiers qu'un moindre degré de l'autre, c'est-à-dire que les rêves, portés à un plus haut point d'intensité, deviendraient de véritables somnambulismes. C'est un fait incontestable pour moi, et je ne vois, après bien des recherches, bien des méditations, bien des études, bien des réflexions, dans ces deux états, séparés depuis si long-temps et à tort, qu'une nuance différente d'une même affection. Si nous n'étions profondément convaincus qu'une légère attention suffit pour être naturellement amené à confondre ces deux phénomènes sous une même dénomination, nous chercherions à prouver ici que le somnambulisme n'est absolument autre chose qu'un songe, qu'un rêve, dans lequel l'exaltation mentale communique à quelques organes de relation une partie de cette vitalité extrêmement exagérée qui la constitue. Nous passerons donc sous silence les preuves et les raisons convaincantes que l'on peut apporter en faveur de cette manière de voir, pour examiner d'abord plus à notre aise les songes sous un rapport beaucoup plus philosophique, beaucoup plus naturel qu'on ne l'a fait jusqu'à présent, et de manière à faire voir non seulement ce qu'ils sont, mais encore quelle est la place qu'ils doivent occuper dans l'étude des lésions intellectuelles ; ensuite on verra de quelle importance est cette question, et combien les résultats que nous en obtiendrons peuvent être heureux s'ils sont justes.

J'ai dit ailleurs : Plusieurs médecins, depuis Hippocrate, ont accordé la plus grande attention à l'existence séméiotique des songes, mais ce fut presque toujours sous un rapport purement physique, lorsqu'il était raisonnable, c'est-à-dire, dépouillé des rêveries astrologiques, cabalistiques, etc. Leur connaissance fut estimée dans l'unique intention de prévoir quelquefois l'issue critique ou le caractère larvé d'une maladie. Ils peuvent être utiles en effet sous ce point de vue, de même qu'il l'est de connaître le régime pour étudier les mœurs ; mais ils le seront certainement davantage lorsqu'on s'en servira pour connaître l'état présent du domaine intellectuel, c'est-à-dire, dans ses rapports les plus intimes avec d'autres phénomènes analogues, tels que le caractère des personnes, leurs passions, l'ardeur et l'impétuosité de leur imagination, la faiblesse de leur esprit, etc., car la plupart du temps les caractères les plus insidieux, les mieux voilés, les plus hypocrites sont assurément démasqués par ces révélations involontaires. Épicure avait sans doute entrevu cette vérité, puisqu'il lui échappa cet aphorisme inaperçu jusqu'à présent, et dont rien n'a démenti la fidélité καὶ καθ' ὕπνους ὅμοιον εσεσθαι(1). Mais c'est surtout dans leurs rapports séméiotiques avec l'aliénation mentale imminente, que leur étude est digne d'attention, à ce point même qu'il n'est peut-être pas un aliéné qui n'ait été vraiment fou pendant son sommeil avant de l'être éveillé; enfin l'on peut dire que les rêves sont au sommeil ce que la folie est à l'état de veille.

Tout permet aujourd'hui de faire regarder les songes comme n'étant que le délire du sommeil, et la folie comme les songes de l'état de veille : cette opinion est celle de Cullen, de Cabanis, de Chiarrugi, d'Haslam, et l'avant-dernier a même donné aux *delirii degli dormienti* une attention toute particulière. Quelle que soit, du reste, l'importance diagnostique accordée à ce résultat immédiat de la mémoire, du jugement ou des hallucinations des sens internes, on n'a cependant point encore pensé à rapprocher sérieusement la bizarrerie des songes des incohérences qui accompagnent les vices chroniques de l'intelligence. On a vu pourtaut qu'ils dénotaient assez volontiers, jusqu'à un certain point, une imagination déréglée, une sensibilité exaltée, une présomption très-forte, même en faveur d'une aliénation mentale imminente. Arétée, Moreau de la Sarthe, Deseze et MM. Dubosquet, Esquirol, Louyer-Willermay, etc., ont pourtant constaté depuis long-temps que l'éphialte

(1) Diogène Laërce, *In Epicur.*

était un symptôme précurseur de la plupart des vésanies, et j'ai moi-même eu plusieurs fois l'occasion de vérifier la justesse de cette proposition.

Cette découverte séméiotique doit nécessairement être étendue aux rêves. Un magistrat de mes amis me racontait assez souvent ses songes ; ils étaient toujours dénués de raison, quoiqu'il fût plein d'esprit et d'instruction, plein de philosophie et de sensibilité ; il est maintenant dans le Morœcée (1) particulier du docteur Mercurin, à Saint-Remy. Un médecin d'une imagination extrêmement ardente, connu même par plusieurs ouvrages couronnés, s'occupant surtout de médecine-légale et de philosophie-médicale, voulut étudier les songes : pour y parvenir plus sûrement, il écrivait tous les matins les siens, ceux de son épouse et de ses enfans. J'ai parcouru avec le plus vif intérêt ce volumineux recueil posthume de ces accès de folie somnolente, où l'on ne trouverait peut-être pas une idée juste ou raisonnable. L'auteur est mort fou, sa femme a été folle pendant plus d'une année, et je crains que le même sort ne soit réservé à ses enfans.

Si la connaissance des songes et l'appréciation de leur valeur séméiotique peuvent être infiniment utiles à la Morœgraphie-légale, ne pourrait-on pas supposer qu'elle le seraient également à la thérapeutique? Cette modification de l'homœopathie n'est peut-être point à dédaigner. Je ne crois certainement pas, et je dois le dire, que les songes soient une cause de folie, mais je suis persuadé qu'ils ont la plus grande analogie avec cette maladie, et qu'ils peuvent même jusqu'à un certain

(1) Maison de santé pour les aliénés.

point faire présager la forme et l'espèce de folie qui doit éclater ; ils en constituent en quelque sorte le prodrôme le plus important, si toutefoïs ce n'est pas déjà la folie elle-même.

Comme la folie, les rêves ne reçoivent pas seulement une influence profonde de la constitution de l'individu, des maladies auxquelles il est en proie, du climat où il vit, de la profession qu'il exerce, du gouvernement qui l'opprime, mais encore des opinions générales de son siècle. A l'époque où l'amour platonique égarait la raison des deux sexes dans toute l'Europe, les songes, de même que les folies, ne reproduisaient-ils pas exactement les idées de l'état de veille, et ces mêmes idées ne conduisaient-elles pas également alors les aliénés diurnes et nocturnes à la mélancolie érotique, à l'érotomanie, etc. ? Les auteurs contemporains en font foi ; F. François Colonna traita même ce sujet important d'une manière spéciale (1), etc.

L'analogie est telle enfin, même entre les causes de la folie et celles des rêves, qu'il n'en est pas une qu'on puisse trouver inactive ou impuissante dans l'un ou l'autre cas. Il y a plus encore, c'est que la ressemblance la plus parfaite existe jusque dans le caractère spécial de chaque rêve, comme dans la folie, à ce point qu'avec le seul secours des divagations cabalistiques, on pourrait prouver que l'état de sommeil peut, comme celui de veille, offrir des observations bien complètes de toutes les espèces de délire intellectuel admises par les différens Moroegraphes, et persistant d'une manière plus ou moins

(1) Poliphile, Hypnerotomachia, etc.

constante. Ainsi le célèbre Salvator Rosa, qui mit le sombre cachet de sa mélancolie sur tout ce qui sortait de son génie, dont la poésie était aussi pleine d'horreur, de dégoût pour les événemens et les choses de la vie, que sa peinture, a dit avec une tristesse affreuse :

Endormi!.. c'est encore un malheur que mon rêve!

Voltaire, dont la vie fut si agitée, qui fut si souvent persécuté de toutes les manières, Voltaire enfin, saisissant comme Platon l'analogie qui lie les agitations intellectuelles du sommeil à celles de la veille, a dit quelque part que sa vie était un long cauchemar, etc.

Comme la folie, les rêves subissent des changemens, des transformations, des métamorphoses, suivant les nombreuses conditions énumérées plus haut. Dans les songes de la jeunesse arrive d'abord la monomanie joyeuse, puis la mélancolie érotique, la monomanie ambitieuse, la monomanie ascétique, la démonomanie, la panophobie (le cauchemar), et enfin la démence, c'est-à-dire, l'absence plus ou moins absolue de toute idée, de toute combinaison, de toute série d'événemens durant le calme général des sens. Il serait sans doute nécessaire d'appuyer ces vérités sur des faits, mais il me semble qu'on peut facilement être chaque jour à même de les rassembler, de les étudier, et qu'il est inutile dès-lors de perdre un temps précieux à rapporter tous ceux qui nous servirent à abstraire ces corollaires, cette opinion, cette théorie.

Il y a donc évidemment une relation infinie entre les songes et la folie. Dans ces différens cas, la puissance de la volonté, le libre arbitre, sont entièrement suspendus. Les séries d'idées qui causent la sensation pendant l'état de veille, glissent inaperçues dans les deux circonstances , ou sont extrêmement obscures et diffuses. Les idées de l'imagination, au contraire, mal associées aux premières, deviennent prédominantes ; elles sont incohérentes, confuses, relativement à l'ordre naturel des choses ou des événemens : la suprise, dans les deux cas, n'a jamais lieu qu'après le réveil ou la guérison, quelle que soit l'absurdité des idées ou des combinaisons. Les mouvemens musculaires sont irréfléchis lorsqu'ils continuent à s'opérer ; ceux des muscles organiques ne sont pas suspendus ; la respiration, les sécrétions, les excrétions ont toujours lieu ; elles sollicitent rarement la volonté, qui n'a plus la puissance d'être émue, ni contrainte, d'autres fois, au contraire, elle la réveille momentanément.

Il y a encore une circonstance, dit Haslam, qui n'a point été remarquée jusqu'ici par ceux qui ont traité ce sujet, et qui paraît établir une différence tranchante entre la folie et les rêves. Dans l'aliénation mentale, l'erreur où l'on est, est souvent introduite par l'oreille, tandis que dans les rêves l'erreur est dans la vue : on voit beaucoup et l'on entend peu. Les rêves paraissent presque toujours être des pantomimes qui ne demandent pas beaucoup de dialogues pour en avoir l'explication. Il est vrai que ceux qui ont été parfaitement guéris, et qui se trouvent être des gens d'esprit, disent que l'état où ils se trouvaient leur semblait être un véritable rêve. Quand on leur disait la durée de leur état, ils témoignaient le plus grand étonnement, mais cette dernière conscience ne regarde que la conscience de l'erreur, que le malade ne reconnaît que lorsqu'il revient à la raison, de la même manière que l'homme éveillé sourit aux images bizarres et aux transitions brusques qui constituent le songe ; mais, dans l'un et dans l'autre de ces deux cas, la connaissance de l'erreur n'avance en rien l'explication de l'état de l'esprit.

Quoi qu'il en soit de ces aperçus, que nous ne faisons qu'indiquer en partie, Darwin dit avec raison que les songes constituent l'espèce de délire la plus complète, et une observation très-curieuse de Dodoens permet de croire que ce délire peut même être porté jusqu'à la manie la plus furieuse. Un homme, très-raisonnable, étant éveillé, dit ce médecin, devenait furieux toutes les fois qu'il s'endormait. Les Mémoires de l'Académie de Lausanne contiennent un fait à peu près semblable, etc. Le cauchemar (*panophobia somnolans*), autre maladie intellectuelle du sommeil, peut encore être regardé comme n'étant qu'une mélancolie triste, déterminée par des lésions physiques ou par une mélancolie profonde, curable comme la pupart des affections mentales, non seulement par des agens thérapeutiques, mais encore par des moyens moraux.

Une dame, remarquable autant par l'exaltation de son imagination que par ses triples talens scéniques, musicaux et poétiques, en proie à une affection du cœur et à de longs chagrins, avait toutes les nuits des rêves affreux : une fois, entre autres, le délire du sommeil, très-variable dans ses idées, roula sur son premier mari. Elle le voyait, elle l'entendait qui, d'une voix menaçante et injurieuse, lui reprochait d'avoir convolé en secondes noces. Elle était dans une perplexité, dans un état de souffrance impossibles à décrire. Elle se réveilla enfin, se mit à dire un *Pater* et un *Ave*, qui furent sans résultat pour la guérison. Elle se réveilla encore, et répéta cinq fois de suite chacune de ces prières, avec la plus grande ferveur, et le reste de la nuit elle eut un sommeil paisible et réparateur (1).

Des idées vives et fortes ont ici détourné l'intelligence de celles qui la préoccupaient d'une manière si impérieuse. Je pourrais citer une foule d'autres faits analogues. Dans d'autres circonstances, j'ai obtenu le même résultat des moyens physiques, et ce ne sont pas les exemples qui me manqueraient encore dans cette occasion; ainsi j'ai rapporté ailleurs (2) des pilules avec lesquelles je suis parvenu à remplacer souvent la panophobie sommolente par une folie agréable (3).

Il est encore un autre moyen moral non moins efficace pour prévenir les délires du sommeil, c'est l'étude. Lorsqu'on a vu quelques infériorités littéraires, quelques médiocrités scientifiques tomber en démence, on en a promptement accusé la littérature et les sciences, dans l'impossibilité d'en désigner la véritable cause. Comparons les travaux de Voltaire à ceux des hommes de lettres qui furent atteints d'une folie réelle. Examinons le nombre, la diversité, l'importance, la sublimité des œuvres du patriarche de Ferney, joignons-y la connaissance de sa débilité native, de sa constitution grêle, de son tem-

(1) Un fait analogue, *Diction. des Sc. méd.*, tom. 48, pag. 268 *et suiv.*

(2) Pierquin, Mémorial pharmaceutique du médecin-praticien, in-32, Paris, 1829, p. 326.

(3) Pierquin, Traité des maladies de l'esprit appliqué aux jurisprudences actuelles, liv. 1, chap. IX.

pérament encéphalique, etc., et nous serons étonnés, d'après la règle généralement admise, qu'avec tant d'efforts intellectuels constamment soutenus jusqu'à près de 80 ans et qui produisirent tant de chefs-d'œuvre dans tous les genres, il ne soit pas devenu fou. L'étiologie des vésanies est, ce me semble, fautive sous ce rapport; elle s'est empressée d'admetire une règle avant d'avoir recueilli les observations propres à la baser. La folie, dans ce cas, n'est pas plus commune que les rêves. On a beau dire enfin, l'exercice ne ruine point un organe, au contraire il le fortifie. On n'a jamais dit que la danse rendît hémiplégique, mais on a dit qu'elle fatiguait, et qu'elle rendait à la fin la progression même impossible lorsqu'elle était trop long-temps soutenue. Cette vérité d'observation s'applique également aux organes de l'intelligence comme à tous les autres; il faut donc chercher une autre cause à la folie qui éclate dans ces circonstances. Si, dans cette question importante, on veut rapprocher de cette vérité un ordre de faits dont l'analogie est frappante, on en sera bien plus convaincu: ainsi nous avons prouvé que les songes n'étaient que la folie du sommeil, de même que la folie n'est que le songe de l'homme éveillé. Maintenant, qu'on examine quels sont ceux qui rêvent le plus souvent et le plus extraordinairement, on verra que ce sont toujours les personnes dont l'intelligence n'est que faiblement occupée, les femmes, les enfans, ou celles dont l'intelligence occupée très-inférieurement à ses capacités, à sa puissance, est vivement frappée par un objet qui les touche. Tout le contraire a lieu dans des circonstances opposées; ainsi les hommes, dont la vie cérébrale va chaque jour jusqu'à un état voisin de l'épuisement intellectuel, ne rêvent jamais. De 1819 à 1829, j'ai presque toujours travaillé pendant douze à quinze heures : avant cette époque, j'avais des rêves fréquens et très-souvent absurdes, quoique toujours en rapport avec mon tempérament, mon âge, mes occupations; mais depuis lors, quelle qu'ait été ma position morale, je ne me rappelle pas d'en avoir eu un seul : cependant, durant ce long intervalle de temps, il m'est arrivé d'être obligé de suspendre mes travaux par suite de quelques indispositions légères, accompagnées de fièvre, de céphalalgie, d'inappétence, d'inaptitude morale, de lassitude cérébrale et alors seulement se présentaient les rêves, mais constamment empreints de raison; toutes mes idées étaient justes, toutes mes entreprises possibles, toutes les situations naturelles : rien enfin n'offrait dans ces résurrections intellectuelles ce caractère spécial que leur donnent les lésions ordinaires de l'intelligence ou la privation du libre arbitre. Dès le moment que je pouvais reprendre mes occupations, les rêves disparaissaient, et l'état de veille semblait encore suffire à l'épuisement total des combinaisons morales. C'est même à ce seul accident idéologique qu'après un long repos je m'aperçois du retour complet de mes forces intellectuelles, que je peux travailler, et que je le dois même, pour me délivrer de cette vaine déperdition, de cette fatigue inutile, qui accompagnent toujours l'exercice outré de l'intelligence, même dans les rêves, et dont on pourrait, ce me semble, tirer un parti bien plus avantageux.

De ces faits, de ces rapprochemens, on peut donc conclure encore que ce n'est pas l'exercice, même soutenu de l'intelligence, qui amène la folie, mais qu'ici, comme dans une fracture ou une simple rupture des fibres musculaires, c'est la disproportion entre les efforts et la résistance, entre les capacités et le travail, qui causent le résultat pathologique (1).

Dans ces différens états chez l'homme comme chez les animaux, quelques muscles peuvent ensuite être mis en action par la seule puissance morale : ainsi, dans les songes érotiques, on voit ceux de la verge entrer en fonctions, et produire une véritable érection, suivie même d'éjaculation. Dans d'autres circonstances, ceux qui président à la phonation recouvrent aussi leur libre exercice, et l'émission des sons a lieu d'une manière très-régulière. Ce n'est cependant point encore à cet état que les médecins ont appliqué la dénomination de *somnambulisme ;* mais lorsque d'autre muscles ont conservé leur puissance, ou plutôt lorsqu'ils obéissent à d'autres volontés, alors seulement il y a noctambulisme. Ainsi, dans le cas où le malade se met sur son séant, se lève, s'assied, gesticule, marche, parle ou écrit, ce n'est plus sous ce même nom de rêve qu'on a disigné cette situation du sommeil. On a vu entr'eux et elle une telle distance que l'on a cru devoir les spécifier par des noms entièrement différens. Je ne crois point qu'une légère réflexion permette de conserver cette prétendue dissemblance. On ne verra, et l'on ne peut voir ici, que la même affection portée à un plus haut degré, c'est-à-dire de passive devenue active, et les causes comme le trai-

(1) Pierquin, *Traité historique et pratique sur l'aliénation mentale dans les animaux inférieurs à l'homme*; ouvrage présenté à l'Institut royal de France.

tement des rêves et du somnambulisme devront dès-lors être identiques.

Il faut définitivement effacer de la langue médicale ces expressions impropres de rêve, de songe, d'éphialte, de cauchemar, de somnambulisme, de noctambulisme, de somno-vigil, etc., et les reléguer au temps qui les a vus naître. Il faut réduire l'importance de leur étude à l'éclaircissement de la séméiotique et du pronostic; il faut enfin, par des idées plus larges et non moins naturelles, considérer cet état comme n'étant que le premier degré d'une autre affection, mal dénommée également, et confondre dès-lors sous une même dénomination, une affection pathologique et une prétendue fonction physiologique, qui, dans tous les cas, n'est, il faut enfin le reconnaître, qu'une maladie plus ou moins prononcée, mais n'arrivant pas toujours à ce degré d'importance, d'acuité, d'intensité que l'on a cru pouvoir désigner par une dénomination spéciale. C'est cette réforme importante, en nosologie comme en technologie, que nous proposons d'admettre sous le nom générique d'*insania somnolans*, de morphomanie, ou d'hypnomanie.

Nous allons maintenant examiner les maladies intellectuelles du sommeil dans leurs différentes manières d'être, et nous verrons jusqu'à quel point il y a identité entre la morœgraphie (1) de la veille et celle du sommeil.

(1) Science des aliénations mentales.

CHAPITRE DEUXIÈME.

De la Moroegraphie du sommeil et de ses causes connues.

Lorsque le jeune médecin, heureux de connaître à fond la physiologie de l'homme, s'élance palpitant d'espérance, dans l'étude de la pathologie, il faut convenir que son avidité scientifique est loin d'être satisfaite, s'il tourne ses méditations vers les lésions intellectuelles. C'est surtout en France que cette branche de la pathologie générale est on ne peut plus négligée; à l'exception des travaux de Pinel et de quelques articles épars dans les dictionnaires de médecine, et rarement consultés, la plus grande indifférence règne parmi les auteurs. Peut-on dire en effet que la science réponde aux besoins du siècle? dans quelle nation les aliénés furent-ils plus nombreux, leurs hospices plus multipliés, et les ouvrages sur leurs maladies plus rares? certainement la pathologie intellectuelle est bien loin d'avoir été cultivée avec autant de persévérance que la pathologie physique. On ne voit point ici le concours synergique de toutes les capacités supérieures, et il faut en convenir, la médecine mentale est encore si arriérée, qu'on peut la considérer comme dans l'enfance, quoiqu'elle date à peu près de la même époque que la pathologie organique. De nouvelles recherches sont donc essentielles, de nouveaux travaux sont donc impérieusement réclamés, et puisque nous connaissons, autant qu'il est en notre pouvoir, la physiologie du cerveau, étudions avec un soin extrême les moindres détails de sa pathologie. Embrassons l'immensité de cette science, pour la réduire enfin à quelques vérités simples et brèves. Je sais que jusqu'ici les morœgraphes, confondant la nosologie avec la pathologie, ont cru voir autant de genres, d'espèces, de variétés de folie qu'ils ont observé de malades. Une confusion extrême a eu lieu, et le dégoût en est nécessairement résulté. Lorsqu'armé du flambeau de l'analyse, un médecin philosophe s'élèvera pour abstraire les innombrables observations que nous possédons, la pathologie mentale se réduira à un très-petit nombre de vérités utiles, et la voie de la thérapeutique en sera certainement agrandie. On verra par exemple 1°, qu'une classification générale de tous les cas de folie est aussi impossible que celle des idées et des choses, parce qu'il n'en n'existe pas une qui ne puisse être l'objet du délire; 2°, qu'on ne doit admettre dans l'étude de la folie, que des formes sans faire attention à la série d'idées pathologiques : que la folie, dès-lors, peut être aiguë ou chronique, passagère ou périodique, tranquille ou furieuse, triste ou gaie; et vouloir aller au-delà, c'est nuire à la science au lieu de la servir. 3° On sera conduit alors à effacer probablement de la liste nosologique, ce qu'on nomme manie, et qui n'est que la fureur surajoutée à la folie, de même qu'on a effacé la colère du rang des passions. Il y a entre la manie et la colère cette différence, que la première est peut-être plus permanente, plus longue que l'autre. 4° On adoptera cette vérité, que tous les objets dont l'être animé peut avoir connaissance, sont autant de sujets sur lesquels roulera le délire, quelle que soit sa nature. Quelle que soit en effet l'espèce de folie, on verra qu'il est toujours facile de la ranger dans les deux classes inépuisables de sensations, de passions ou de délire, l'amour ou la haine, le désir ou la crainte, l'attraction ou la répulsion morales. C'est à ces deux facultés que se borne toute l'existence intellectuelle : chercher ce qui plaît, fuir ce qui blesse, voilà l'unique occupation de l'homme sain et de l'homme malade. D'après ces considérations, fruit de nombreuses méditations, d'observations fréquentes et réfléchies, de visites appréciatrices dans la plupart des Morœcées de l'Europe, d'après la lecture attentive de tous les Morœgraphes, voilà l'opinion inévitable que nous avons dû nous former.

De ces études longues, difficiles et importantes, il est résulté encore une autre vérité, c'est que non-seulement l'intelligence de l'homme est sujette au délire alors qu'il veille, mais encore alors qu'il est endormi. Dans les deux cas, à part l'absence du libre arbitre, on retrouve encore les mêmes espèces de folies aussi nombreuses, aussi diversifiées. En embrassant ainsi d'un coup d'œil toute l'étendue de la pathologie intellectuelle, nous avons encore été amené à reconnaître deux modes spéciaux à la folie; c'est à ceux-ci que nous allons exclusivement donner notre attention. La folie, que l'on pourrait appeler diurne, si elle n'empiétait souvent sur les droits acquis au corps par l'ordre physiologique naturel, ne doit pas nous occuper, mais en revanche, celle que l'on nommerait folie nocturne, plus restreinte dans sa durée, et dont les auteurs n'ont point parlé, mérite seule de fixer aujourd'hui toute notre attention.

Les maladies intellectuelles du sommeil sont absolument analogues à celles de la veille, et nous le répétons, on ne pourrait pas citer un seul cas, une seule série d'idées qui, donnant lieu au délire dans une circonstance, ne jouissent du même privilége dans l'autre. L'analogie ne se borne même pas là, et si nous avons des observations de folie fébrile, nous en possédons aussi où *l'insania somnolans* marchait accompagné de tous les symptômes affectés à l'ordre des pyrexies. Une circonstance identique encore, c'est que la série d'idées qui frappe spontanément et le plus vivement est celle qui donne lieu au bouleversement intellectuel. Le même résultat a lieu pour la folie nocturne ou mieux somnolente ; c'est sur les objets qui frappent le plus fortement l'attention, qui réveillent quelques passions, ou qui les déterminent, que roule toujours le délire somnolent. On sent dès-lors que les rêves du bonheur, n'importe où le malade le place, doivent être entièrement différens de ceux du malheur.

Quelques Morœgraphes ont divisé la folie d'après l'état de calme ou d'agitation des malades ; nous retrouvons encore ici la réalité de cette classification, mais nous ne l'adopterons pas, et au lieu d'une folie tranquille, nous aurons une folie passive, afin de former une opposition plus forte avec la folie active ou agissante. Le degré d'agilité ou d'inaction du malade n'entre pour rien dans l'application du délire ; aussi, que l'homme endormi réunisse le délire des paroles à celui des actes, ou qu'il ait lui seul connaissance de ses aberrations, le délire n'en existe pas moins. Ainsi, comme nous l'avons dit plus haut, il n'est pour nous que des maladies intellectuelles de divers degrés, et nous serons dès-lors conduit à rapprocher des maladies identiques dont les pathologistes ont fait jusqu'à présent des espèces distinctes ou très-éloignées. Telles sont les distinctions intéressantes qu'il est momentanément permis d'établir dans les maladies intellectuelles du sommeil.

Dans l'état de santé, dans l'état de parfait équilibre, le sommeil est le repos plus ou moins absolu de tous les organes dont les fonctions sont suivies d'énervation. D'après cette définition, les rêves, quels qu'ils soient, sont donc des maladies, mais ce genre d'affection sera d'autant plus rare que l'individu exercera moins ses facultés morales et davantage ses facultés physiques, et enfin, d'autant plus fréquent qu'il se rapprochera de l'âge où l'effervescence des passions donne une prédominance trop souvent dangereuse au système intellectuel.

Les causes des maladies intellectuelles du sommeil sont aussi fréquentes et aussi nombreuses que celles de la folie; il n'est donc pas facile de les énumérer. Cependant la condition première, la condition essentielle est un développement suffisant de l'intelligence et une connaissance préalable de l'objet du délire. L'âge auquel les maladies de cet ordre se présentent est entièrement indifférent, pourvu que la condition précédente existe. Cette circonstance, appréciée plus tôt, et ce rapprochement moins tardif des faits qui lient toutes les maladies intellectuelles, eussent évité bien des erreurs. On aurait reconnu comme une vérité absolue, que toutes les fois que le délire nocturne a lieu, il peut également être diurne. On pourrait encore pousser cette idée plus loin (1). Ainsi M. Itard, niant la folie chez les enfans et les sourds-muets, eût cer-

(1) Les fous, les insensés, les maniaques et les frénétiques ne seraient-ils que des somnambules désordonnés? In-8; Paris, 1821; par A. M. J. Chasteuet de Puységur.

tainement énoncé une opinion toute contraire, s'il avait un instant réfléchi sur l'analogie exacte de tous les faits que nous rapprochons.

Nous avons parlé ailleurs des moyens de produire artificiellement la folie chez l'homme et chez les animaux (1), nous retrouvons ici la même faculté : plusieurs substances vireuses, des liqueurs même, jouissent de ce perfide avantage. Dans tous ces cas, la folie est encore en rapport avec la situation ou les idées favorites des malades.

Parmi les causes innombrables qui donnent lieu à la folie dans les cas de veille ou de sommeil, on peut ranger d'abord toutes celles énumérées jusqu'ici par les Morœgraphes : leur force est la même et leurs résultats identiques. Frappés de l'influence majeure des lésions organiques sur la production de la folie, quelques Médecins ont pensé que cette maladie n'était que l'effet d'hallucinations de différens sens. Cette théorie, contrariée par certains cas, a dû faire admettre alors une autre série d'hallucinations que l'on a nommées mentales. Une étude approfondie et réfléchie des affections intellectuelles ne nous permet pas de réduire ainsi la folie, et nous avons été conduit à admettre une folie indépendante de ces deux ordres de phénomènes bizarres, sans toutefois nier l'existence de l'une et de l'autre espèces d'hallucinations, très-propres à fournir des alimens au délire préexistant.

On objectera sans doute que si les hallucinations mentales peuvent exister dans le sommeil, on ne saurait

(1) Traité des maladies de l'esprit appliqué aux jurisprudences actuelles. — Traité historique et pratique de l'aliénation mentale dans les animaux inférieurs à l'homme.

faire la même concession pour les hallucinations sensoriales : alors il faut commencer par prouver que toutes les fois que le délire existe, ou qu'il y a tendance extrême au délire, une impression mal perçue peut lui fournir une série d'idées erronées.

CHAPITRE TROISIÈME.

Des Hallucinations mentales et sensoriales du sommeil.

§ I. *Hallucinatio somnolans.* — Une sensation vive, mais vaguement perçue par le centre idéologique, est une cause fréquente de l'explosion du délire somnolent. Voilà une proposition que nous allons étayer sur des faits. Cette sensation réelle, mais obtuse, est convertie par le malade en une véritable hallucination, parce que le sens, quoique n'étant pas idiopathiquement malade, a considérablement perdu de sa sensibilité, et que l'organe central des perceptions ne saurait y suppléer. Ce n'est donc pas l'objectif qu'ils voient, mais c'est l'impression qu'ils jugent par analogie et en l'absence du libre arbitre, privés enfin de la régularisation que pourrait leur donner l'exercice de la raison. Ainsi les forces intellectuelles exaltées convergent sur un bras étendu sur la poitrine : ce n'est plus un bras gênant peut-être la respiration, c'est une poutre étouffant le malade, qu'un esprit malfaisant a jetée avec violence; et il est incontestable que le délire doit être beaucoup plus fréquent dans ces circonstances que dans la veille. Ainsi une perception faible, souvent même entièrement fausse, réveille spontanément une série d'idées disparates. Qu'un homme entende ou croie entendre vibrer une cloche : soudain toutes les séries d'idées qui se rapportent aux cérémonies religieuses vont se réveiller, et selon l'état mental actuel, ce sera la cérémonie auguste du baptême, de la mort ou du mariage. Ainsi, Dugald Stewart parle d'un malade qui, s'étant fait appliquer une bouteille d'eau très-chaude à la plante des pieds, se crut transporté au mont Etna. A coup sûr il y a eu impression, l'exercice du sens du toucher est incontestable; mais l'idée qui en est résultée est-elle saine, est-elle juste? La raison, le libre arbitre sont-ils venus la rectifier? Peut-on dire qu'il y ait eu là comparaison juste, association légitime d'idées? Un peu d'eau chaude fait croire au malade qu'il foule une lave brûlante! Il est difficile de voir une différence entre ces relations d'idées et celles de ces monomaniaques prenant tout ce qui les entoure pour des chaînes, des spectres, des supplices, etc. Le même philosophe écossais rapporte encore qu'un malade ayant un vésicatoire sur le sommet de la tête, s'endormit et fit un rêve très-long, très-suivi, dans lequel il se voyait prisonnier et sur le point d'être mis à mort par les sauvages d'Amérique. On voit encore ici une sensation actuelle fausse, ou mal perçue au moins, réveiller les sensations profondes antérieures, les idées acquises et les habitudes de pensées contractées par le genre de vie ou d'état.

Dans tous les cas, ce que le libre arbitre perd dans ces circonstances, la sensibilité des tissus irrités le gagne en plus. Ainsi, la piqûre d'un insecte provoque instantanément une série d'idées désordonnées qui se rattachent à toutes les habitudes, aux préoccupations favorites des malades. Tous les sens peuvent être ainsi vaguement affectés, et il en résulte nécessairement un délire analogue à celui que produisent les hallucinations sensoriales de la veille. Le sens de l'ouïe même n'est point étranger à la puissance déraisonnante sous ce point de vue. A l'appui de cette assertion je rapporterai le fait suivant, qui nous a été conservé par Vigneul Marville (1). Un Italien, âgé de 30 ans, mélancolique, peureux, fut un soir examiné dans son lit, les mains froides et le pouls extrêmement lent. A minuit il tire brusquement les rideaux de son lit, s'habille, se rend à l'écurie et monte à cheval. Trouvant la porte de la cour fermée, il y frappe à l'aide d'un gros caillou. Bientôt il met pied à terre, vient au billard et y simule tous les mouvemens d'un joueur; il passe ensuite dans une autre salle, frappe des mains sur un clavecin, et se jette enfin tout habillé sur son lit. Quand on faisait du bruit, il paraissait en être irrité et pressait le pas. La lumière d'un flambeau placé sous le nez lui était insensible. On le réveillait en donnant du cor à ses oreilles ou en lui chatouillant la plante des pieds.

Ici on ne voit pas le bruit donner lieu à une série d'idées spéciales; le seul résultat qu'il excite est la fureur, la colère, le dépit. Mais si ce bruit cesse d'être confus, incommode; si la perception est plus claire, si le réveil n'a pas lieu, l'imagination délirante s'empare de cette impression, et, selon la vivacité, l'ardeur et l'âge du malade, cette sensation donne encore lieu à un délire spécial. Tantôt c'est la trompette guerrière, le tumulte d'une société joyeuse, les cris de quelques amis, etc.; et enfin tous les objectifs de l'état de veille, mal perçus, puisque l'attention est suspendue, sont autant de sujets d'hallucinations sensoriales, etc.

(1) Mélanges d'Hist. et de Littérat., tom. II, p. 242.

Les faits sont moins nombreux sans doute pour fonder une classification complète de la Morœgraphie du sommeil que pour celle de la veille; aussi, éprouvons-nous plus de difficultés pour établir sur des observations, recueillies par d'autres, l'existence des hallucinations mentales; cependant les archives de l'art en possèdent aussi quelques exemples parmi lesquels nous choisirons le suivant. Le célèbre auteur de la *Zoonomie* parle d'une jeune personne âgée de dix-sept ans, dont l'existence pendant les rêves, était complètement isolée du monde réel ou extérieur, et plongée en apparence dans la contemplation la plus profonde. Différentes hallucinations se succédaient alors; elle s'entretenait surtout avec des personnages imaginaires, répétait leurs discours qu'elle croyait entendre, et y répondait avec beaucoup d'ordre et de facilité : dans d'autres circonstances, elle crut avoir un livre sous les yeux, sentir certaines odeurs, entendre le bruit d'une cloche, ce qui l'affligea et lui fit dire dans un moment de mélancolie : « Je voudrais être morte ! » Sentiment qui la porta à s'asseoir sur son lit en disant, comme si elle avait vu un drap mortuaire : « Bien ! j'aime la couleur noire ! un peu plus long et un peu plus large, cela pourrait faire un cercueil. »

Un fait incontestable, c'est que toutes les fois que les idées délirantes ne sont pas le produit d'une cause extérieure quelconque ou organique, alors le centre idéologique seul est le siége des divagations du sommeil. Il y a un phénomène que je soupçonne avoir été mal observé en Morœgraphie humaine. Quelques auteurs ont rapporté des exemples de veille extrêmement prolongée chez les maniaques. En réfléchissant un peu sur cet état, en prenant en considération les petits exercices journaliers que font ces malades, non-seulement sous le rapport des dépenses intellectuelles accablantes, mais encore sous celui des forces physiques, il est incontestable que ces veilles ainsi prolongées amèneraient une exténuation d'autant plus promptement mortelle que le maniaque mange peu ou point. Il faut donc que l'inaction, les fatigues physiques et morales soient adoucies par quelque accident organique, et cet accident est nécessairement le sommeil. Trompés par l'apparence de la folie persistant jusque dans le dernier état, on aura cru qu'ils ne dormaient point, mais les réflexions exposées plus haut, et quelques faits particuliers m'engagent à supposer qu'il y a sommeil, sommeil réparateur même, quoique agité quelquefois dans ces circonstances par l'*insania somnolans*, etc.

Il est ensuite une autre espèce d'hallucination qui émane de l'état pathologique, et dont l'existence n'est pas moins incontestable, dont les faits physiologiques ou pathologiques prouvent que la sensibilité est la même à l'intérieur qu'à l'extérieur. Les sens internes ont des fonctions toutes différentes de celles des sens externes; sans doute leur mécanisme est plus obscur, les idées qu'ils donnent moins claires, parce que leur éducation devient impossible, et parce qu'on étouffe sans cesse leurs moyens d'expression; mais les personnes excessivement nerveuses ne peuvent-elles donc pas concevoir ces sensations et les rendre plus nettement que le commun des hommes? Les sens externes sont impropres, par exemple, à apprécier tout ce qui n'est pas corps, tout ce qui ne se rapporte pas au tact dont les nuances de perception sont si différentes : ils ne peuvent pas apprécier la douleur, parce que la douleur est constamment une propriété vitale; ce sont les sens internes seuls qui la reconnaissent : cet épiphénomène n'est perceptible ni à l'œil, ni au tact, cependant il arrive au cerveau; par quels moyens, et par quelle voie? Sans doute la perception des phénomènes internes a lieu par l'entremise de sens propres; dès lors les impressions sont perçues d'une manière passive de la part du cerveau, c'est ce qui rend l'existence des phénomènes internes plus incompréhensible, plus difficile à rendre et souvent inexplicable, et ce qui rend raison de l'impossibilité où l'on est encore de donner une explication satisfaisante de ces impulsions morales bienveillantes ou criminelles, n'importe l'état du corps ou des organes de relation, et si fréquent dans l'étude de l'intelligence humaine. Qu'est-ce qui avertit l'homme de ses besoins? ce ne sont certainement pas les sens externes : et cependant la faim, la soif, toutes les fonctions ne se font jamais sans un avertissement cérébral, même pendant le sommeil. La femme qui, pour la première fois, porta son fils à ses mamelles, l'enfant qui en devina l'usage, ne furent certainement pas avertis par un raisonnement, fruit de l'association d'idées venues de l'extérieur : ce sont irrévocablement des sensations ou des idées purement internes, nommées instinctives, pour éluder toute explication. Il est difficile sans doute, puisqu'on ignore leur mécanisme, d'avoir une notion exacte sur la cause qui les met en action. Le cerveau, dans ce cas, paraît ne recevoir que deux sensations, à degrés différens il est vrai, de plaisir ou de douleur, d'attraction ou de répulsion, d'appétence ou de répugnance, de crainte ou de confiance; il transforme ces perceptions, ces sensations internes en idées; il les associe à celles de la veille, et de là naît encore un ordre d'aberrations intellectuelles nombreuses, tristes ou gaies, claires ou obscures.

Les fonctions dévolues aux sens internes ne sont nullement équivoques; tous les faits de l'ordre pathologique ou moral tendent à prouver qu'ils sont presque exclusivement chargés de la conservation de l'individu, et dès lors toute cause interne, inappréciable à l'extérieur, qui tendra à le détruire, sera vivement perçue par eux et transmise au cerveau d'une manière plus ou moins lucide, selon l'état de veille ou de sommeil, selon la sensibilité du malade. Voila donc, comme nous le disions, une autre série de causalités aussi remarquable dans la folie de la veille que dans celle du sommeil. Nous pourrions sans doute rechercher maintenant quels sont les organes qui servent aux impressions internes : les attribuerons-nous au système nerveux ganglionaire? Quoi qu'il en soit, lorsque les sensations internes, par l'exagération continuelle ou passagère des sens externes, ne sont point clairement perçues par l'intelligence assimilatrice et conservatrice, on voit alors paraître une inquiétude morale dont il est impossible de se rendre compte; on appréhende, on craint un malheur incertain pour soi ou pour les personnes qui nous sont chères. C'est ainsi que débutent la plupart des maladies, et long-temps avant qu'elles soient apparentes, cette vague souffrance d'une douleur qu'on ne peut déterminer a présagé le malheur qui va frapper les propriétés physiologiques. Une rèverie sombre, une mélancolie insurmontable est le cachet d'un pressentiment mal dessiné, de même que l'affliction et le désespoir dénotent le pressentiment positif. Cette réaction du physique sur le moral précipite encore la détérioration du premier par l'influence majeure du second.

Les sensations internes les plus fortes sont celles qui se dessinent le plus vivement et que l'esprit conçoit le mieux. Cependant elles peuvent encore être perçues faussement, et alors elles prennent le nom d'erreurs, d'hallucinations, etc. Celles que l'âme voit le mieux sont les sensations qui ont lieu dans les viscères abdominaux ; l'histoire de la péritonite, de l'entérite, de l'hystérie, de l'hypocondrie, etc., en offre des preuves infinies ; aussi est-ce principalement dans cette cavité que l'on doit chercher le siége de la plus grande partie des maladies qui rassemblent les deux Morœgraphies.

Le système ganglionique, ces cerveaux particuliers et nombreux reçoivent-ils les impressions internes, et le grand cerveau en est-il seulement plus ou moins modifié, plus ou moins averti ? C'est probable, mais cette vérité sera difficilement démontrée. L'homme extérieur est tout par le cerveau, l'homme intérieur est tout par l'appareil intestinal : pourquoi dès lors n'auraient-ils pas chacun aussi un foyer particulier de perceptions, puisqu'ils en ont de sensations diverses ? Le domaine de la vie intérieure (1), de celle qui joue le plus grand rôle dans les maladies intellectuelles du sommeil, est précisément dans le système nerveux ganglionique, dont la distribution est aussi irrégulière que les organes qu'il anime. Johnston avait dès long-temps entrevu la vérité qui nous occupe ; il avait été porté, par l'observation même des phénomènes, à regarder les ganglions comme autant de petits cerveaux (2), que nous considérons comme tributaires du

(1) Reil, Archiv. fur Physic. band VII, part. 2, p. 210.

(2) Essay on the use of ganglions, in-8. London, 1771.

grand. Willis ne l'avait point négligée non plus, et il est peut-être même le premier qui en ait fait mention. Elle fut dès lors soutenue par des célébrités médicales (1) qui ne peuvent que donner un très-grand poids à cette opinion si favorable à la théorie des maladies intellectuelles du sommeil.

CHAPITRE QUATRIÈME.

De la Monomanie homicide somnolente.

§ II. *De la Tigridomania somnolans.* — Nous venons d'examiner rapidement une circonstance morbide où les idées pathologiques émanent directement d'un organe lésé; nous pourrions en citer un très-grand nombre d'exemples, mais nous choisirons de préférence le suivant, comme offrant des considérations d'un ordre supérieur. Les femmes douées d'une excessive sensibilité jointe à un tempérament utérin très-prononcé, ont souvent des rêves pénibles à l'approche de leurs époques menstruelles. Si maintenant on cherche à savoir à quelles séries d'idées ces vésanies du sommeil se rapportent, on verra que ce sont presque toujours à des scènes de carnage ou de

(1) Lecat, Traité de la nature et des propriétés du fluide nerveux, in-8°. Berlin, 1765. — Scarpa, *De nervorum gangliis et plexibus.* Mutinæ, 1771. — Pfeffinger, *De structurâ nervorum.* Argent. 1782. — Lobstein, *De nervi sympathetici humani fabricâ, usu et morbis*, etc. in-4° Argent. — Sœmmering, Barthez, Dumas, etc.

meurtre. Tantôt ce sont des incendies qu'elles allument elles-mêmes, des enfans qu'elles voient assassiner ou qu'elles égorgent, etc.; enfin ce sont toujours des événemens plus ou moins tragiques où le sang ruisselle. Si nous rapprochons maintenant ces délires de ces appétences surnaturelles, de ces impulsions homicides de la veille, il restera incontestable que l'état critique suffit, la plupart du temps, pour expliquer certains actes illicites commis irrésistiblement par des femmes en proie aux fonctions irritatives de l'utérus, dans ces cas où l'orgasme sanguin de la matrice est incontestable, tels que la révolution menstruelle, la gestation, le squirre de l'utérus, la métrite, etc. La même influence sera inévitable lorsqu'une pléthore abdominale ou cérébrale aura lieu chez l'homme. A ce sujet nous rappellerons que le professeur Moreau de la Sarthe rapporte le fait suivant : un médecin, pendant toute sa jeunesse, avait été sujet à d'abondantes hémorrhagies, mais sans excitement préliminaire sensible, sans rêves ni trouble pendant le sommeil. Dans un âge plus avancé les hémorrhagies, qui ne furent pas aussi fréquentes, étaient toujours précédées d'une irritation générale annoncée pendant la veille par l'état du pouls, la chaleur de la peau, et, pendant le sommeil, par des rêves pénibles, roulant toujours ou presque toujours sur des actions violentes, et dans lesquelles le rêveur croyait tantôt se battre et recevoir des blessures, et tantôt marcher sur un volcan ou se précipiter dans des gouffres de feu, etc.

Si les pathologistes avaient accordé une plus grande attention à cet état, soit pendant la veille, soit durant le sommeil, il est plus que probable que l'université de

Halles n'eût point hésité à résoudre affirmativement les questions qui lui furent proposées par le défenseur d'une femme qui ne donnait précisément pour excuse de son crime que l'état critique auquel elle était soumise. C'est enfin dans cette même situation physiologique que se trouvait aussi Henriette Cornier, etc.

Quoi qu'il en soit, on peut dire, en général, qu'il n'y a pas une préoccupation pathologique de la veille dont on ne retrouverait un exemple dans le sommeil; aussi en désignant l'orgasme utérin comme une des causes de la monomanie homicide dans l'état de veille et de sommeil, nous sommes loin de croire qu'elle soit la seule. Nous avons voulu simplement constater un fait et prouver que le délire de la veille se réfléchit encore bien mieux dans le sommeil, parce qu'alors le libre arbitre est entièrement anéanti. Quoiqu'il en soit enfin, il nous paraît que cette cause est très-certainement l'origine la plus commune de l'affection intellectuelle nommée *tigridomanie* par le docteur Mathey de Genève.

Maintenant si, dans ces situations organiques pénibles et irrésistibles, la folie de la veille ne succède pas à celle du sommeil, c'est incontestablement à ces mêmes dépenses intellectuelles faites pendant le sommeil qu'il faut en attribuer tout le bienfait. Cependant cet épuisement des forces morales, produit par la veille très-occupée, est loin d'avoir toujours le même résultat favorable. Souvent ce délire du sommeil se prolonge indéfiniment et persiste au point d'empiéter sur l'état de veille pendant un temps plus ou moins long. Entre autres exemples précieux de ce genre, que je pourrais rapporter, je me bornerai à citer le suivant, que le célèbre Odier de Genève a consigné dans la *Bibliothèque britannique*. Ce médecin fut consulté, en 1778, pour une dame de Lyon; en l'interrogeant avec soin pour saisir l'enchaînement des idées illusoires qui la préoccupaient, il parvint à découvrir que, dans la nuit qui précéda l'explosion de sa folie, elle avait fait un rêve dans lequel elle avait cru voir sa belle-mère s'approcher d'elle avec un poignard, dans l'intention de la tuer. Cette impression vive et profonde, se prolongeant pendant la veille, acquit une fixité mélancolique et tous les caractères d'une véritable folie. Un médecin qui fut appelé, et qui, par défaut de lumières ou d'attention, ne remonta point à l'origine de cette maladie, sépara cette dame de son enfant, prescrivit la saignée, des bains, un vésicatoire sur la tête, des vomitifs, des purgatifs, etc. Madame ***, belle-mère de la malade, s'étant prêtée avec zèle et par tendresse à l'emploi de ces moyens, contribua à son insu à exaspérer l'état d'aliénation de sa fille. La malade raconta toutes ces circonstances à M. Odier, avec une exaltation extrême, et comme la preuve incontestable des intentions criminelles de sa belle-mère. Cet habile médecin fit rendre l'enfant à la malade, en obtenant qu'elle consentirait qu'il fût allaité par une autre nourrice. Il exigea en outre que la belle-mère cessât de voir sa fille pendant quelque temps. Ce traitement eut un plein succès. La malade ne tarda pas à faire de la musique, à recevoir des visites, et fut guérie sans avoir fait usage d'aucun médicament; elle fut ensuite la première à revenir de ses préventions, et demanda elle-même à voir sa belle-mère (1).

(1) Dictionnaire des Sciences médicales, tom. XLVIII, p. 266.

S'il est une vésanie somnolente dans laquelle cette influence de la folie du sommeil s'étende plus fréquemment jusqu'à l'intelligence de l'homme éveillé, c'est incontestablement dans la *panophobia somnolans*, que nous aurons l'occasion d'examiner bientôt. Dans l'exemple que nous venons de rapporter, l'exagération intellectuelle était si forte, que les pertes du sommeil, quelque ruineuses qu'elles fussent, n'eurent aucune influence hygiénique ou thérapeutique. Notre réflexion reste la même, elle est encore on ne peut plus juste, et rien ne saurait en diminuer la force ; elle expliquera facilement aussi pourquoi la suppression des hémorrhagies, et par suite l'orgasme physique et moral qui en est la conséquence, donne lieu d'abord au délire somnolent, et par contre-coup à celui de la veille plus continu et d'une toute autre importance. Que le malade en proie, pendant son sommeil, à ces rêves de combats, de meurtre, d'incendie, etc., soit tellement agité, tellement exaspéré, que ses forces musculaires en soient triplées, comme dans la manie, la démonomanie, etc., quel en sera le résultat sous le rapport de la sûreté publique? Toujours poursuivi par les idées qui l'agitent, usant de la propriété surnaturelle que son intelligence exaltée communique à ses membres, il se lèvera, marchera, jouira pleinement des forces physiques de la veille chez l'homme sain, et si, dans son délire, il médite le crime, dans son délire aussi il pourra l'exécuter. Un Parisien, sujet au somnambulisme, se couche le soir; la nuit il se relève, prend son épée, traverse la Seine à la nage, au lieu de prendre un pont, tue un homme qu'il s'était proposé de tuer la veille, repasse la rivière, revient chez lui, se recouche sans s'être éveillé, et le lendemain il avait tout oublié (1).

Cette constance d'une idée prédominante de la veille, acquérant un degré d'exaltation et de fixité pathologiques pendant le sommeil, est commune à toutes les variétés de l'*insania somnolans*, et n'offre absolument rien de surnaturel. Le même résultat a très-fréquemment lieu dans les folies de la veille. Nous pourrions en rapporter une foule d'exemples. On n'a vu que trop souvent, en effet, une préoccupation intellectuelle de la veille acquérir l'extension et la persistance caractéristiques de la folie; on en a même publié tout récemment encore une observation très-remarquable (2). Ce rapprochement a une tout autre importance sous le rapport de la médecine légale des aliénés (Morœgraphie-Légale). Il importe en effet que les médecins et les magistrats soient bien convaincus que les fous somnolens sont susceptibles des mêmes égaremens criminels que les fous éveillés, dont le libre arbitre est également endormi. Dans ces circonstances, comme l'a dit Montaigne, nous veillons dormant, et veillant dormons; c'est-à-dire qu'il n'y a de différence entre les deux états que dans le sommeil absolu du libre arbitre, de la raison. Punir dans l'un et l'autre cas, c'est être d'une injustice révoltante, même lorsqu'il y a eu acte illicite; que sera-ce lorsqu'il n'y aura tout simplement qu'idée, que volonté indépendante du choix de l'individu? En d'autres termes, je ne vois pas que le juge puisse faire aucune différence entre la folie somnolente active ou passive. Cependant que de fois n'a-t-on pas puni dans

(1) Dictionnaire infernal, tom. IV, p. 494.

(2) Journal analytique de Médecine. Sept. 1828, p. 355.

le premier cas! et, chose bien plus criminelle encore, combien de fois n'a-t-on même pas puni dans le dernier! Denys, tyran de Syracuse, fit punir de mort son barbier parce que durant son sommeil il avait cru couper le col à son souverain. Le tyran fonda sa condamnation sur ce principe, entièrement faux en physiologie de même que dans la Morœgraphie du sommeil, dès qu'il est absolu, qu'il n'y aurait pas songé la nuit s'il n'y avait pensé le jour. Nous sommes trop éloignés aujourd'hui de ces temps barbares pour qu'on puisse craindre encore une pareille injustice; nous sommes enfin trop rassurés sur le pouvoir conservateur des sociétés modernes, pour redouter de semblables condamnations; mais ce qui pourrait arriver, c'est que les magistrats n'acceptassent point l'*insania somnolans activa* comme un véritable *alibi* moral, comme une excuse suffisante; que les avocats négligeassent de la faire valoir et les médecins de la constater: aussi avons-nous regardé la mention spéciale de cette circonstance comme un fait de la plus haute importance en Morœgraphie-Légale.

Comme chez les maniaques furieux, nous voyons l'oubli total des actes et des divagations après l'accès. Il n'en est pas de même, lorsque l'exaltation mentale moins forte a été insuffisante pour mouvoir quelques muscles de relation. Alors le malade se repent sincèrement de ses actes et de ses idées; il a horreur des ces impulsions qu'il n'a pu réprimer, et qui sont nées à son insu: ainsi encore un point remarquable d'analogie entre les folies de la veille et celles du sommeil. Un homme d'esprit, dit Moreau de la Sarthe, me raconta que, nonobstant la douceur de ses mœurs et la faiblesse de son organisation, il avait cru, pendant un rêve assez suivi, qu'il se battait à outrance avec une espèce de géant; qu'il l'avait vaincu et que, non moins féroce que les sauvages d'Amérique, il avait fait tourmenter et déchirer son prisonnier avec un détail de supplices et de cruautés dont l'idée, qui lui faisait soulever le cœur à son réveil, lui avait paru toute simple et toute naturelle pendant son rêve. On sent que, dans cette folie, il eût suffi d'une hallucination de plus et d'une grande exaltation morale pour donner lieu aux actes les plus graves, si une partie de cette exaltation avait été communiquée au système égestif.

CHAPITRE CINQUIÈME.

De la Panophobie somnolente.

§ III. *De la Panophobia somnolans.* — Nous examinerons bientôt jusqu'à quel point une seule idée agréable ou désagréable peut réunir toutes les forces intellectuelles pendant le sommeil, et constituer une autre espèce de préoccupation extrêmement analogue à celle que les médecins anciens appelaient mélancolie, et que les modernes connaissent sous la dénomination de monomanie. Il est encore une préoccupation pathologique de cet ordre, qui revêt plusieurs idées et que nous devons étudier auparavant. On la retrouve aussi dans la Morœgraphie de l'homme éveillé comme dans celle des animaux (1). Dans

(1) Pierquin, Traité des maladies de l'esprit appliqué aux jurisprudences actuelles, liv. I, chap. XV.

ces différens cas, elle se présente avec des symptômes terribles pour le malade, et déchirans pour le spectateur. Jamais un plaisir, toujours des douleurs, jamais des idées agréables, toujours des génies malfaisans, etc., voilà la cohorte hideuse qui accompagne ce que nous nommons *panophobia somnolans*.

Un des signes les plus certains de la fausse route où la théorie engagea la pratique, est certainement l'insuccès de la thérapeutique, et le mécontentement qui suit l'examen réfléchi des rapports du nom avec l'objet, d'une dénomination avec la maladie qu'elle doit représenter. Sous ce rapport, on peut dire sans doute que toutes les maladies intellectuelles du sommeil ont partagé ces inconvéniens. Celle dont nous allons parler a été connue de tout temps, et l'incertitude de sa nature lui fit tour à tour imposer les noms ridicules ou insignifians de cauchemar, d'incube, d'éphialte, d'asthme nocturne, de *ludibria Fauni* (Pline), etc., etc.

Dans les vésanies de l'état de veille, il en est une série distincte qui sont toutes empreintes d'un sentiment de crainte, d'une appréhension formidable pour des êtres imaginaires, des faunes chez les Romains, des démons chez les peuples chrétiens, etc., mais qui n'en sont pas moins terribles. Le même phénomène a lieu dans les diverses affections mentales tristes du sommeil, que nous confondons sous la dénomination générique de panophobie. Dans ces situations affreuses, le plus ordinairement le malade s'imagine qu'un fantôme placé sur sa poitrine cherche à l'étouffer, ou le poursuit un fer à la main, sans qu'il puisse l'éviter. Un jeune homme naturellement colérique, d'une imagination ardente, se couche après avoir bu de la liqueur. La nuit est agitée, il se croit dans un café; on l'insulte, on le provoque. Poursuivi par plusieurs personnes, la crainte comprime sa colère; enfin, on le frappe, il lève le bras pour se venger, une force insurmontable le fixe dans cette position, tandis que son ennemi, souriant à ses douleurs, jouissant de son impuissance désespérante, enfonce lentement un long couteau dans l'abdomen. Ce malheureux jeune homme éprouvait toutes les tortures de cette horrible situation et toute la crainte d'une mort inévitable. Dans d'autres circonstances, un précipice affreux s'ouvre sous nos pas, et une attraction irrésistible y entraîne le malade désespéré. Une femme âgée, veuve et seule, ayant été très-jolie et très-coquette, rêve qu'un homme s'introduit malgré elle dans son lit : elle crie au secours, mais elle a la conscience que sa voix étouffée ne saurait être entendue, elle ne peut même se défendre; une puissance irrésistible paralyse tous ses membres, elle tombe enfin sans défense au pouvoir de ce misérable, et se trouve dans la même position qu'une jeune personne qu'on voudrait violer, etc.; elle pousse encore de longs gémissemens, elle sanglotte, ses cris sont étouffés, sueurs abondantes, palpitations fortes, lassitude générale, épuisement notable, fatigue accablante au réveil.

Nous pourrions multiplier à l'infini les observations de ce genre, mais tant d'auteurs en ont rapporté qu'il nous paraît inutile d'entreprendre un semblable travail (1). On en trouvera ensuite un exemple aussi remarquable que long dans les persécutions intellectuelles de la veille

(1) Dictionnaire des Sciences médicales, tom. LII, p. 120, obs. VII.

et du sommeil chez M. Berbiguier de Barbentane de Terre-Neuve du Thym (1). On verra dans cet ouvrage éminemment curieux pour le Morœgraphe, jusqu'à quel point peut être poussée l'identité de la folie de la veille avec celle du sommeil; on verra l'un et l'autre se remplacer ou s'emparer continuellement de l'intelligence, quel que soit l'état du physique. Les faits de ce genre abondent dans les archives de l'art de guérir. Félix Plater dit qu'il s'endormait souvent en jouant du luth, sans cesser de toucher l'instrument, qui ne le réveillait qu'au moment où il s'échappait de ses doigts (2). Son père, corrigeant une épreuve avec un de ses amis, celui-ci s'endormit et continua de lire au moins une page entière. A son réveil il ne se rappela point ce qu'il avait lu (3). Ce dernier cas peut donner lieu à une foule de réflexions; on peut se demander, en supposant qu'il soit exact, ce qui est probable puisqu'il est confirmé par d'autres, si, dans cette occasion, l'œil jouissait de l'intégrité de ses fonctions, de même que les muscles; question insoluble jusqu'à présent, mais qui offre de grandes présomptions affirmatives. C'est ainsi que Muller rapporte encore qu'un cordier continuait son ouvrage, quoiqu'il s'endormît (4). Diogènes Laërce dit que Théon, quoique endormi, ne cessait pas de se promener. Gallien rapporte un fait analogue observé sur lui-même (5).

(1) Les Farfadets, ou tous les démons ne sont pas de l'autre monde, 3 vol. in-8°, Paris, 1821. Passim.

(2) Lib. 1, obs. p. 2.

(3) Ibid., p. 12.

(4) Collect. Breslaw, 1786.

(5) *De musculari motu*, lib. 11, cap. 4.

Dans l'article précédent, ainsi que dans les observations que nous venons de citer, nous avons vu la motilité conservée en tout ou en partie. Ici, au contraire, il y a un violent désir, un besoin indicible de locomotion; mais les muscles, paralysés pour ainsi dire, n'obéissent qu'imparfaitement, ou même point du tout à la volonté. La terreur les frappe d'impuissance, elle anéantit les forces musculaires, comme dans l'état de veille, lorsque des passions tristes ou des vésanies mélancoliques jettent sur le corps leur poids accablant. La fatigue ensuite, conséquence naturelle de cette lutte pénible, ainsi que d'autres symptômes, prouvent que toute la vie est dépensée par ce système nerveux sensitif, tandis que le système nerveux égestif reste soumis à la puissance terrifiante. Il y a de plus encore ici, comme dans l'hystérie et l'hypochondrie, une sensation très-prononcée de serrement thoracique, d'anxiété précordiale, qui nous paraissent dus, non à la stagnation du sang dans les poumons ou dans le cœur, comme on le croit, mais à cette même paralysie momentanée, dont le système nerveux de l'appareil musculaire et de l'appareil circulatoire sont également frappés, au moment où les fortes inspirations seraient si utiles, si agréables. Il arrive souvent que l'agitation cruelle, excitée par une position aussi terrible, détermine spontanément le réveil, mais les sens ne suffisent pas toujours pour rétablir sur-le-champ l'usage de la raison. Une dame éminemment nerveuse, et le type idéal de la tendresse maternelle, rêve que son fils, revenu de pension, couvert de flanelle depuis les pieds jusqu'au col, et couché dans la même chambre, lutte vainement contre une mort imminente; elle est témoin de ses débats, elle en ressent toute l'horreur; ses cris étouffés réveillent le jeune homme, il ne sait d'où partent ces cris, il court au berceau de sa sœur, l'observe; dans ce moment, la mère associant le bruit des pas aux idées de son rêve, croit voir son ombre allant assassiner sa jeune sœur : elle jette les hauts cris, l'enfant tombe à ses genoux, la conjure de se calmer; elle répétait à chaque instant : Qui est-ce qui est mort? je veux savoir qui est mort!... On l'assurait vainement que tout le monde se portait bien; elle resta au moins un quart d'heure dans cet état, quoique parfaitement éveillée. On voit encore ici l'exagération de la folie somnolente persister bien au-delà du calme général des sens, jusqu'à l'époque où l'intelligence reprend ordinairement toute sa puissance dans ces circonstances.

Les causes de la *panophobia somnolans* n'ont pas été mieux connues que sa nature. La plupart des Médographes ont mis dans la pathogénie de cette affection intellectuelle un état de pléthore, des digestions pénibles, l'habitude de se coucher sur le dos, l'hydrocéphale, les vers intestinaux, etc. Je ne nie pas que ces conditions pathologiques n'aient une influence majeure sur la production de cette lésion morale, mais, à coup sûr, elle est bien moins forte que celle qu'exerce sur le délire somnolent l'hystérie, l'hypochondrie, la mélancolie, etc. Les auteurs conviennent encore assez généralement que les affections organiques du cœur produisent les mêmes phénomènes intellectuels; cette circonstance est incontestable, mais elle a été mal appréciée. On a cru pouvoir en conclure que l'altération mentale du sommeil n'était qu'un vice de l'hématose, et par suite, on a été aussi fondé à dire qu'elle était due à un vice de la respiration.

On voit où entraîne toujours une première erreur : il fallait se borner à constater un fait pur et simple, c'était la coïncidence fréquente de la panophobie somnolente avec les lésions organiques du cœur; mais il fallait avertir en même temps qu'elle n'avait rien de surnaturel, puisque cette circonstance anatomo-pathologique a lieu très-souvent aussi dans les aliénations mentales de l'état de veille (1). Quoi qu'il en soit, j'ai surtout observé cette affection intellectuelle chez les personnes en proie à l'hypochondrie.

(1) Pierquin, Traité des maladies de l'esprit appliqué aux jurisprudences actuelles, liv. I, chap. XV.

CHAPITRE SIXIÈME.

Démonomanie somnolente.

§ IV. *Demonomania somnolans.* — A l'époque où l'Europe entière était livrée aux croyances absurdes de la puissance infernale, il était on ne peut plus fréquent de voir la maladie intellectuelle nommée *démonomanie;* et, chose très-remarquable, c'est qu'au moment même où les aliénés de cette espèce étaient on ne peut plus communs, l'objet de leur délire servait de texte inépuisable, non-seulement aux divagations inouïes des personnes éveillées, mais celles-là poursuivaient encore leur imagination délirante jusque dans le sein du sommeil (1); et, comme nous l'avons déjà dit, il était rare de voir un de ces monomaniaques dont la maladie n'eût point préludé ou n'eût point été concomitante avec le trouble de l'intelligence pendant le calme général des sens. Cette assertion est si vraie, que l'on produirait à volonté la Démonomanie somnolente, comme toutes les autres maladies intellectuelles du sommeil. C'est précisément là ce qui constitue la Morœgraphie somnolente artificielle, et que nous avons démontré exister aussi dans celle de la veille (2). Il est incontestable, en effet, que la Matière Médicale ni la Toxicologie ne possèdent pas un seul agent capable de porter le délire de l'imagination dans cette

(1) Pierquin, OEuvres de Physique.

(2) Pierquin, Traité des maladies de l'esprit, appliqué aux législations actuelles, liv. VI, ch. II et III.

direction ; mais il est plus que certain aussi qu'elles fournissent des stimulans énergiques qui, rompant l'ordre habituel des choses, tiennent l'imagination éveillée au milieu du sommeil général, et qu'alors celle-ci exerce son empire magique de préférence sur les objets de la veille, si toutefois le stimulant ne réveille pas aussi un autre organe, d'où émaneraient encore d'autres idées qui s'associeraient secondairement aux premières. C'est ainsi que la Démonomanie marcha de front avec la composition musicale, dans un rêve du célèbre Tartini, pendant lequel il composa l'admirable *Sonate du Diable* (1).

L'abbé Pierquin avait parfaitement entrevu la vérité que nous venons d'énoncer relativement à la Morœgraphie artificielle du sommeil : il avait rétabli les faits et leur valeur réelle, avec toute la philosophie qui le caractérise, à des proportions naturelles (2). Quant à nous, il doit suffire en ce moment d'avoir constaté que la Démonomanie, de même que le Farfadétisme, peut égarer aussi l'intelligence de l'homme endormi, au point de lui faire croire à l'existence surnaturelle, et pénible ou agréable, d'êtres inconnus, pendant l'absence complète du libre arbitre.

La Démonomanie somnolente, épidémique depuis le XVe siècle jusqu'à la fin du XVIIIe, est moins fréquente aujourd'hui : cependant il est encore facile de l'observer chez des enfans timorés qu'on élève dans l'exaltation religieuse, chez de vieilles femmes craintives, pleines de préjugés, ou chez des vieillards dans la caducité, ne conservant plus dans le domaine intellectuel que les idées

(1) Dictionnaire historique des Musiciens, t. II, p. 360.

(2) Ouvrage cité.

acquises pendant la première jeunesse. Cette maladie intellectuelle, héréditaire comme la plupart de celles de la Morœgraphie générale, s'est montrée épidémiquement de nos jours, en vertu de cette même faculté : ainsi, pendant les glorieuses campagnes de l'armée d'Italie, un bataillon entier, campé dans un vieux couvent, fut en proie à cette affection mentale somnolente, après des marches forcées. Le traitement moral est encore, dans la plupart des cas, le meilleur qu'on puisse lui opposer. Quant aux observations de ce genre, on prévoit qu'elles sont tellement nombreuses qu'il est entièrement inutile d'en rapporter. Dans toutes ces circonstances, la différence du délire dépend absolument de l'idée ou de la passion qui accompagne la vue des êtres infernaux. Les aliénés des siècles dont nous venons de parler y trouvaient deux variétés : dans un cas ils en éprouvaient une horreur invincible, formant un véritable supplice; dans un autre ils en obtenaient ou en espéraient le bonheur, la fortune et quelquefois une toute-puissance. Les Morœgraphes n'ont point fait attention à ces distinctions : aussi n'ont-ils jamais vu, dans la Démonomanie, qu'une vésanie éminemment triste, une affection mélancolique cruelle. D'après notre observation, basée sur un très-grand nombre d'exemples, tels que celui de Tartini, etc., on voit qu'il faut nécessairement admettre, dans la Morœgraphie générale, une Démonomanie gaie, c'est-à-dire en opposition formelle à l'autre, et dans laquelle les malades n'éprouvent pas une seule idée désagréable. Ces deux espèces de Démonomanies, l'une gaie, l'autre triste, se retrouvent encore dans la folie de l'homme éveillé comme dans celle de l'homme endormi.

CHAPITRE SEPTIÈME.

Monomanie ascétique somnolente.

§ V. *Monomania ascetica somnolans.* — La Démonomanie n'est pas encore la seule affection intellectuelle qui émane directement des idées exagérées que l'homme se fait sur la puissance des êtres surnaturels. Toutes les idées qui se rapportent aux Religions peuvent acquérir facilement une activité pathologique, et former enfin une préoccupation si forte, si exclusive, que non-seulement ces idées occuperont uniquement l'intelligence pendant la veille, mais encore pendant le sommeil : car, comme l'a dit Hippocrate : *somnus, vigilia, utraque modum excedentia, morbus.* Toutes les personnes pieuses, toutes celles qui sont prédisposées à être victimes de la mélancolie religieuse, sont certainement disposées à la monomanie ascétique somnolente : la vie entière de sainte Thérèse en est une preuve des plus remarquables. Cette lésion intellectuelle du sommeil peut, comme toutes les autres, avoir lieu avec ou sans fièvre, et être active ou passive. Dans ce dernier cas, il est on ne peut plus commun de la rencontrer; mais il est beaucoup plus rare, sans doute, de l'observer sous forme active. Cependant l'histoire de l'art en cite quelques exemples; nous n'en rapporterons qu'un seul dans ce plan d'une Morœgraphie du sommeil, et l'on verra que ce mode d'existence est on ne peut plus intéressant sous le point de vue de ses rapports avec la médecine-politique, puisqu'il annonce déjà, d'une manière incontestable, que les désirs, les volontés, les occupations, les préoccupations de la veille peuvent être aussi heureusement que pleinement exécutés ou assouvis pendant le sommeil; et que dès lors tous les actes illicites, devenus l'objet d'une préoccupation quelconque pendant la veille, pourvu qu'elle soit profonde et forte, peuvent être commis avec autant d'adresse que de succès, quoiqu'en l'absence du libre arbitre. Ainsi on lit dans l'Encyclopédie, qu'un Archevêque de Bordeaux fit, avec le plus grand soin, des observations sur un jeune séminariste dont les études ascétiques et le goût pour la prédication avaient sensiblement dérangé le cerveau. Ce jeune enthousiaste, que son Archevêque allait voir dormir avec le dessein de recueilhir sur sa situation des détails aussi exacts qu'intéressans, se levait assez ordinairement au commencement ou au milieu de son premier somme; il faisait avec aplomb, avec sécurité, la plupart des choses que l'habitude lui avait rendues familières et dont l'idée s'offrait à son esprit pendant ses rêves : ainsi, le plus souvent, il se levait, prenait du papier, composait, écrivait des sermons, et relisait ensuite à haute voix tout ce qu'il avait écrit; quelquefois même il apportait dans ces opérations un détail d'exécution dont on s'assura par des faits irrécusables. Ayant écrit une fois, dans un de ces sermons composés pendant le sommeil, *ce divin enfant*, il crut, en relisant, devoir substituer le mot *adorable* à celui de *divin*; mais trouvant que *ce* ne pouvait plus aller avec *adorable*, il ajouta avec beaucoup d'adresse un *t*, de façon que l'on pouvait bien lire *cet adorable enfant*. On s'assura plusieurs fois, en lui couvrant les yeux, que toutes ces opérations s'exécutaient spontanément et sans le secours de la vision.

Nous avons demandé, plus haut, s'il ne pouvait pas se faire que tous les organes de relation conservassent l'intégrité de leurs fonctions au milieu de l'exaltation intellectuelle et de la somnolence. Nous avons même rapporté quelques exemples qui le prouveraient, si cela était nécessaire. Celui dont nous venons de parler dépose en faveur de cette opinion, aussi continuerons-nous de l'exposer. Pendant une nuit très-froide il crut, en dormant, se promener au bord d'une rivière et y voir un enfant qui se noyait. Il se jette aussitôt sur son lit, dans l'attitude d'un homme qui nage; il en imite tous les mouvemens, et, après s'être fatigué quelque temps à cet exercice, il sent au coin de son lit un paquet de sa couverture, croit que c'est l'enfant, le prend avec une main et se sert de l'autre pour revenir en nageant au bord de la prétendue rivière; il y pose son paquet et sort en frissonnant et en claquant des dents; il dit aux assistans qu'il gèle et qu'il va mourir de froid, que tout son sang est glacé; il demande un verre d'eau-de-vie pour se réchauffer, on lui donne de l'eau; il en goûte et demande plus vivement encore de l'eau-de-vie, exposant le péril imminent où il se trouve. On lui apporte un verre de liqueur, il le prend et dit en ressentir beaucoup de soulagement. Cependant il ne s'éveille point, se couche et continue de dormir tranquillement (1).

On ne peut nier sans doute que l'usage du libre arbitre ne fût entièrement suspendu, que dès lors les idées ne fussent bizarres ou ridicules; mais que certains sens partageaient l'exaltation vitale du cerveau. Il faut lire les détails de cette observation curieuse pour voir jusqu'à

(1) Encyclopédie méthodique, in-4°, t. XXXI, p. 391.

quel point la vie peut s'exalter dans quelques organes pendant le sommeil.

CHAPITRE HUITIÈME.

Monomanie scientifique somnolente.

§ VI. *Monomania scientifica somnolans.* — En étudiant la pathologie intellectuelle de l'homme éveillé, dans toute son étendue, nous avons été forcément conduit à admettre une affection mentale spéciale, dans laquelle les malades ont une tendance irrésistible à écrire, soit sur l'objet de leurs délires, soit sur tout autre. L'observation que nous avons rapportée en terminant l'article précédent, appartient en quelque sorte également à celui-ci. Il est inutile, sans doute, que nous exposions ici les faits nombreux qui déterminèrent l'adoption de cette espèce de folie; nous les avons très-longuement rapportés ailleurs (1), et il suffira, en ce moment, de se rappeler l'Histoire des Farfadets et quelques autres ouvrages, pour être convaincu de son existence. Ce que nous allons dire ici prouvera d'ailleurs qu'elle existe jusque dans le sommeil; et comme la pathologie mentale de cette situation matérielle ne diffère en rien de celle qui lui est opposée, on sera naturellement conduit à conclure qu'elle existe. Cardan, l'un des savans les plus illustres parmi les fous, disait positivement qu'il avait composé un de ses ouvrages en songe. Il est peu de personnes qui n'aient à citer quel-

(1) Pierquin, Traité des maladies de l'esprit, appliqué aux législations actuelles, liv. v, chap. III.

ques cas où des somnambules n'aient résolu quelques problèmes, quelques questions, ou n'aient composé des partitions, des croquis, des sermons, etc. C'est ainsi que La Fontaine composa sa fable des *deux Pigeons.* Il suffit en effet d'une forte préoccupation dans l'état de veille pour obtenir un semblable résultat. Condillac, qui fit plusieurs fois des observations de ce genre, dit Moreau de la Sarthe, avait remarqué d'une manière plus particulière que, pendant qu'il travaillait à son *Cours d'Études,* il avait souvent abandonné, avant de s'endormir, un travail qu'il avait trouvé développé et achevé le matin à la suite de ses rêves. Voltaire eut souvent l'occasion de faire la même remarque : il croyait un jour avoir rêvé le premier chant de *la Henriade* autrement qu'il l'avait composé. Frappé de cette singularité, J'ai dit en rêvant, écrivait-il, des choses que j'aurais dites à peine dans la veille : j'ai donc eu des pensées réfléchies malgré moi, et sans y avoir la moindre part; je n'avais ni volonté, ni liberté, et cependant je combinais des idées avec sagacité, et même avec quelque génie (1). Tartini raconta le fait suivant à Lalande. Une nuit, en 1713, je rêvais que j'avais fait un pacte, et que le diable était à mon service. Tout réussissait au gré de mes désirs, et mes volontés étaient toujours prévenues par mon nouveau domestique. J'imaginai de lui donner mon violon, pour voir s'il parviendrait à me jouer quelques beaux airs; mais quel fut mon étonnement lorsque j'entendis une sonate si singulière et si belle, exécutée avec tant de supériorité et d'intelligence, que je n'avais même rien conçu qui dût entrer en

(1) Dictionnaire des Sciences médicales, t. XLVIII, p. 261 et seq. *Voyez* encore p. 270.

parallèle! J'éprouvai tant de surprise, de ravissement, de plaisir, que j'en perdais la respiration. Je pris à l'instant mon violon, dans l'espoir de retrouver une partie de ce que je venais d'entendre; ce fut en vain. La pièce que je composais alors est, à la vérité, la meilleure que j'aie faite, et je l'appelle encore la *Sonate du Diable;* mais elle est tellement au-dessous de celle qui m'avait si fortement ému, que j'eusse brisé mon violon et abandonné pour toujours la musique, s'il m'eût été possible de me priver des jouissances qu'elle me procurait.

Il est peu d'artistes, enthousiastes de leur art, qui n'aient eu, dans leurs rêves, le plaisir d'entendre ainsi des concerts inimitables. Grétry en cite un exemple, qui le concernait, dans ses délicieux Mémoires; et Darwin rapporte encore une observation de ce genre on ne peut plus curieuse sous tous les rapports. Elle prouve non-seulement l'affinité du somnambulisme avec les rêves et la folie, mais encore la liaison intime qui unit cette maladie avec les affections nerveuses. Ainsi, immédiatement après les règles, l'*insania somnolans activa* parut, précédée de convulsions de presque tous les muscles du corps. Dans cet état, l'ouïe avait des hallucinations, la malade répondait à des êtres imaginaires; et, quelque stimulant, quelque violence qu'on employât, on ne put attirer son attention sur des objets étrangers à son délire. La série d'idées n'était pas fixe, il est vrai; c'était plutôt encore une *insania mutabilis somnolans*, car quelquefois elle se mettait en colère; d'autres fois elle montrait beaucoup d'esprit et de vivacité; mais elle était le plus souvent portée à la mélancolie. Dans ses rêves elle chantait quelquefois à livre ouvert avec justesse et répétait des pages entières des poëtes anglais. Comme elle citait quelques vers de Pope, elle en oublia un mot et recommença : afin de le lui rappeler, lorsqu'elle arriva au mot oublié, on le lui cria plusieurs fois tout haut à l'oreille; mais cela ne servit à rien. Enfin, après bien des répétitions, elle s'en souvint elle-même, etc. Une autre fois encore, dans ses momens de mélancolie, elle entendit le son d'une cloche et s'écria : Je voudrais être morte ! puis, ôtant un de ses souliers, elle s'assit sur son lit : J'aime la couleur noire, dit-elle; un peu plus large et un peu plus long, cela même pourrait me faire un cercueil ! Il est évident, remarque le célèbre Auteur de la Zoonomie, qu'alors elle n'était pas plus à elle-même que les autres fois, ne voyant, ni n'entendant personne auprès d'elle. Il est vrai que l'éclat d'une vive lumière, produite en ouvrant les volets d'une fenêtre, rendait la série de ses idées moins mélancolique. Lorsque je lui tenais les mains ou que je lui couvrais les yeux, elle s'impatientait et disait qu'elle ne savait que faire, car elle ne pouvait ni voir ni bouger. Dans toutes ces circonstances, son pouls était comme dans l'état de santé. Lorsque le paroxysme était fini, elle ne pouvait jamais se rappeler la moindre chose de ce qui s'était passé (1).

Plusieurs réflexions importantes découlent naturellement de cette observation : une surtout, plus intéressante que les autres, est digne de remarque, c'est qu'ici, comme dans la folie, il y a perception; mais comme une des conditions éternelles du sommeil et de la folie, est l'absence du libre arbitre, elles sont constamment fausses

(1) Zoonomie, t. 1, p. 385 et seq.

ou tellement exagérées qu'elles sont très-éloignées de la vérité. Nous voyons, en effet, les sensations diverses produire des séries d'idées différentes, justes en elles-mêmes, mais délirantes quant au point de départ. Une remarque non moins constante encore, c'est que dans la folie somnolente, comme dans celle de la veille, plus le corps et l'esprit s'épuisent en exaltation extraordinaire, moins il y a souvenir du délire des actes ou de celui des paroles (1) après l'accès. On voit, dans tous les cas, l'exaltation qui constitue l'être éveillé se porter, se fixer pendant le sommeil sur différens points, et donner lieu à des perceptions irrécusables, qui elles-mêmes servent à alimenter le délire. Ici nous avons vu le son des cloches rappeler chez une jeune fille mélancolique, non des idées d'amour, de plaisir, de volupté, d'hyménée, mais celles de la mort. La peau n'est point dépouillée de sa sensibilité, elle est au contraire exagérée, et le plus léger attouchement suffit pour réveiller une association d'idées tout-à-fait déraisonnables. Enfin nous voyons encore cette même exaltation cérébrale prendre une direction scientifique, et cette jeune personne réciter des vers de Pope avec une fidélité étonnante, soutenir une conversation pleine d'esprit avec des êtres imaginaires, comme Torquato Tasso, etc. Cette observation, ainsi qu'un grand nombre d'autres, pourra conduire le médecin-légiste à

(2) Dans l'étude de la Morœgraphie-comparée ou dans celle des mutisurdes et des enfans, nous avons été obligés d'admettre cette distinction dans les symptômes des diverses folies. *Voyez* Traité historique et pratique sur l'aliénation mentale dans les animaux inférieurs à l'homme, et Traité des maladies de l'esprit appliqué aux législations actuelles, liv. IV, ch. V.

supposer au moins qu'un acte illicite n'a rien d'incompatible avec cet état, puisque l'on voit ici les mouvemens volontaires, non-seulement entièrement libres, mais encore irrésistiblement soumis, dans toute leur étendue, aux caprices plus ou moins bizarres d'une intelligence malade.

On a beaucoup vanté, dans la Morœgraphie humaine, l'emploi thérapeutique de l'opium. Nous avons eu l'occasion de rappeler que ce médicament avait joui de la même faculté dans la Morœgraphie-comparée (1). Si le précepte d'Hippocrate est vrai, si *naturam morborum ostendunt curationes*, il faut nécessairement aussi que le même agent, administré à dose suffisante, obtienne un succès égal dans les cas dont nous nous occupons. C'est en effet ce qui eut lieu pour la malade, objet de la dernière observation. Après avoir été traitée en vain, dit Darwin dans la traduction de mon illustre ami le professeur Kluyskens, par beaucoup de remèdes et d'applications, cette maladie étonnante fut guérie enfin par de très-grandes doses d'opium, données environ une heure avant le temps du paroxysme. Le même succès a souvent accompagné cet agent thérapeutique dans la folie de l'homme éveillé, et l'on conçoit facilement qu'il est un spécifique puissant dans la plupart des maladies intellectuelles du sommeil. Je me souviens d'avoir étouffé, dès sa naissance, par cet unique moyen, une monomanie joyeuse très-alarmante chez une mère de famille. Cette observation, sur laquelle nous nous sommes étendu, pré-

(1) Pierquin, Traité historique et pratique sur l'aliénation mentale dans les animaux inférieurs à l'homme, ouvrage présenté à l'Institut royal de France.

sente encore de nombreux points de vue intéressans, mais nous les livrons à l'attention philosophique des lecteurs.

Les observations de *monomania scientifica activa* ne sont pas rares; il est facile d'en citer de nombreux exemples. Ainsi Henri van Heers parle d'un jeune poëte qui, n'ayant pu achever une pièce de vers, se leva, au milieu de son sommeil, et se mit à composer, excitant ses amis à l'applaudir et s'applaudissant lui-même. Le lendemain il avait tout oublié. Il suffira, je présume, des faits que nous venons de rapporter, pour permettre au lecteur de rattacher à cette espèce de folie tous les cas analogues (1) observés journellement dans la pratique.

CHAPITRE NEUVIÈME.

Monomanie errante somnolente.

§ VII. *Monomania errabunda somnolans.* — Il n'existe peut-être pas dans la nature un objet, une idée, une sensation qui ne puisse donner lieu aux erremens d'une imagination malade. La passion des voyages a été reconnue de tout temps; Érasme en a fait une folie lorsqu'elle est poussée à l'excès, et Gall a cru pouvoir lui désigner alors un organe particulier. En étudiant la Morœgraphie légale, nous avons eu l'occasion de prouver par des faits que cette passion peut acquérir un tel degré d'exaltation qu'elle constitue à elle seule une espèce de folie distincte,

(1) Dictionnaire des Sciences médicales, t. XLVIII, p. 264 et seq.

très-propre à embarrasser les magistrats (1) dans l'application des dispositions législatives concernant le vagabondage. Nous retrouvons encore cette folie dans l'étude de la Morœgraphie du sommeil. Dans quelques circonstances, c'est-à-dire lorsque le délire est passif, le malade s'imagine voir des contrées qu'il a parcourues, des sites qu'il regrette; dans d'autres enfin ce sont des voyages purement imaginaires dans des pays qui souvent n'existent pas. L'exaltation intellectuelle, dans cette direction, peut encore aller au point de rendre cette folie active, c'est-à-dire de soumettre l'appareil musculaire à une volonté pathologique. C'est surtout les faits de ce genre qu'il importe de rappeler, non-seulement parce qu'ils sont plus rares, mais encore parce qu'ils prouveront la forme inactive de cette folie, celle que nous avons nommée passive : ainsi, parmi les observations de cette natnre, nous choisirons de préférence les suivantes, quoique nous ayons eu déjà l'occasion d'en rapporter quelques-unes.

Petrus Salius Diversus raconte qu'une nuit un jeune homme se leva tout endormi, s'habilla, mit ses brodequins et des éperons, monta sur sa croisée et piqua des deux, se croyant à cheval (2). Nous avons eu l'occasion, à propos de la Morœgraphie-comparée, de faire une distinction dont nous avons déjà parlé, et qui nous a paru bien importante. Nous avons cru que, dans l'observation d'un malade, n'importe son âge, sa situation ou la classe d'êtres à laquelle il appartient, il fallait, pour bien l'étudier, admettre deux espèces de délire, l'un por-

(1) Pierquin, Traité des maladies de l'esprit appliqué aux législations actuelles, liv. v, chap. XIII.

(2) *De affect. part.* cap. XVIII.

tant sur les actes, l'autre sur les paroles. Dans l'étude morœgraphique des enfans, des mutisurdes et des animaux, le délire des paroles est inconnu ; il faut donc apprécier plus sévèrement celui des actes, afin de s'élever ainsi jusqu'à la connaissance du trouble de l'intelligence. Dans l'observation que nous venons de rapporter, on ne peut évidemment conclure au délire de l'intelligence que par celui des actes ; or ils prouvent incontestablement que l'individu se croyait à cheval, et que dès lors il pensait faire du chemin et aller à un but. On voit déjà combien cette distinction nouvelle entre ces deux expressions de la folie est souvent on ne peut plus importante : passons à d'autres observations.

G. Horstius raconte qu'un individu se dirigeait vers une fenêtre, dormant les yeux fermés, lorsqu'on l'arrêta. Un Italien, âgé de 30 ans, mélancolique, penseur, fut un soir examiné dans son lit. Il dormait les yeux ouverts, mais fixés et sans mouvemens, les mains froides et le pouls extrêmement lent : à minuit il tire brusquement les rideaux de son lit, s'habille, se rend à l'écurie et monte à cheval. Trouvant la porte de la cour fermée, il y frappe à l'aide d'un gros caillou. Bientôt il met pied à terre, vient au billard et y simule tous les mouvemens d'un joueur : il passe ensuite dans une autre salle, frappe des mains sur un clavecin, et se jette enfin tout habillé sur son lit. Quand on faisait du bruit, il paraissait en être irrité et pressait le pas. La lumière d'un flambeau placé sous le nez lui était insensible. On le réveillait en donnant du cor à ses oreilles, ou en lui chatouillant la plante des pieds (1). Un jeune militaire, d'un caractère très-

(1) Vigneul-Marville, Mélanges d'Histoire et de Littérature, t. II, p. 242.

gai, s'amuse tout un soir, avec ses camarades, du simulacre d'un combat, puis soupe copieusement. Après un premier somme, il se lève encore tout endormi, simule avec les bras une défense vigoureuse, franchit une porte et revient tout en sueur; ses yeux étaient ouverts, mais il ne voyait pas. Le lendemain il ne conservait aucun souvenir de son accès. Une autre fois il prend la fenêtre pour la porte et se précipite dans la rue (1).

Si, dans la Morœgraphie de l'homme endormi, il est une maladie qui mérite la dénomination de noctambulisme, de somnambulisme, de noctisurgie, etc., c'est sans contredit celle que nous venons d'examiner sous le nom de *Monomanie errante active*, tandis que toutes les autres doivent incontestablement être désignées autrement.

CHAPITRE DIXIÈME.

Monomanie joyeuse somnolente.

§ VIII. *Monomania jocosa vel hilaris somnolans.* — Si le caractère est triste, si la mélancolie, si le malheur, si des lésions organiques graves impriment à l'esprit une direction pénible; si ces conditions donnent fréquemment lieu à la panophobie somnolente, il est incontestable que des conditions entièrement opposées doivent avoir un résultat tout différent. C'est en effet ce qui a constamment lieu. Ainsi un caractère naturellement gai, un bonheur sans nuages, une santé robuste que la souf-

(1) Dictionnaire des Sciences médicales, t. LII, p. 120 et seq.

france d'aucun organe ne vient altérer, etc., conduisent naturellement l'esprit à une folie somnolente éminemment joyeuse. En étudiant la Morœgraphie humaine dans ses rapports avec nos différentes législations, nous avons eu l'occasion d'examiner cette maladie mentale et de rechercher jusqu'à quel point elle pouvait entraîner les malades à commettre des actes répréhensibles (1). Nous la retrouvons encore dans la Morœgraphie de l'homme endormi. Ainsi le professeur Moreau de la Sarthe rapporte l'observation suivante : M. V...., après avoir été heureux pendant tout le temps qu'il passa à l'école de peinture à Rome, voyait souvent, pendant ses rêves et dans un âge assez avancé, les scènes et les objets qui lui avaient été les plus agréables durant cette période de sa vie. Je me rappelle aussi, et comme un fait analogue au précédent, que le savant Corona avait remarqué sur lui-même que, depuis qu'il se faisait vieux et goutteux, loin de la terre natale, il voyait presque toujours dans ses songes les lieux enchanteurs, les beaux sites de l'Italie où il avait été le plus heureux dans son enfance et dans sa jeunesse (2). Le baron de Trenck, devenu célèbre par ses malheurs, rêvait souvent, pendant ses longs jeûnes et son étroite captivité, qu'il faisait des repas splendides et qu'il était admis à l'honneur et aux premières places des tables les mieux servies de Berlin. On voit ici la Monomanie Joyeuse survivre aux douleurs de la situation actuelle, grâce à l'effervescence de l'imagination; et l'on sait que le même résultat a très-souvent lieu dans la folie

(1) Traité des maladies de l'esprit appliqué aux législations actuelles, liv. v, ch. xiii.

(2) Dictionnaire des Sciences médicales, t. xlviii, p. 269 et seq.

de l'état de veille. J'ai eu, par exemple, l'occasion de voir, dans le Morœcée particulier de mon ami le docteur Guiau, de Marseille, un paysan âgé d'environ 70 ans, atteint de Monomanie Joyeuse par suite des malheurs qu'il avait éprouvés.

CHAPITRE ONZIÈME.

Monomanie nostalgique somnolente.

§ IX. *Monomania nostalgica somnolans.* — Nous avons eu l'occasion de prouver ailleurs que la Nostalgie était une maladie morale, et que dès lors elle appartenait à la Morœgraphie (1). Nous avons également trouvé cette lésion intellectuelle chez les animaux (2), et les observations ne peuvent pas permettre de douter qu'elle ne soit commune aussi dans la pathologie mentale du sommeil. Nul doute, en effet, que la patrie absente ne rappelle toutes ses douceurs, toutes ses beautés pendant les rêves; nul doute encore que les Nostalgiques ne soient très-fréquemment exposés aux douleurs de semblables révélations : aussi ne nous étendrons-nous pas davantage sur cette variété connue même des gens du monde (3).

(1) Traité des maladies de l'esprit, appliqué aux législations actuelles, liv. v, ch. ix.

(2) Traité historique et pratique sur la folie dans les animaux inférieurs à l'homme.

(3) Grétry, Mémoires ou Essais sur la Musique, t. iii, ch. vi.

CHAPITRE DOUZIÈME.

Mononomanie érotique somnolente.

§ X. *Monomania erotica somnolans.* — Hippocrate avait désigné, sous la dénomination d'Œstromanie, l'affection que les pathologistes modernes ont cru pouvoir diviser sous les noms de Satyriasis et de Nymphomanie. Si nous ambrassons l'ordre des symptômes offerts par ces deux maladies, nous serons bientôt convaincus qu'elles n'en forment qu'une, et que leur dissemblance consiste uniquement dans les diverses conditions matérielles qui constituent les sexes. Pénétré de la philosophie du Père de la médecine, nous pensons aussi que ces deux affections n'en font qu'une, et c'est donc sous une dénomination commune que nous rappelons que la Nymphomanie et le Satyriasis sont très-souvent des affections intellectuelles du sommeil (1). Il est possible que, partageant l'erreur de quelques Médographes modernes, on veuille considérer ces maladies comme n'appartenant point à la Morœgraphie : nous avons combattu cette opinion ailleurs, aussi n'y reviendrons-nous pas; et il nous suffira sans doute de dire ici qu'on ne peut confondre nullement les symptômes du Priapisme avec ceux du Satyriasis. Dans le premier cas il y a sans doute émission de semence, mais voilà tout. Dans le second il y a évidemment délire intellectuel primitif et délire organique consécutif. Nous avons trouvé aussi le Priapisme parmi les maladies du

(1) Dictionnaire des Sciences médicales, t. XLIV, p. 115.

sommeil; mais ici l'éjaculation a lieu sans rêve, sans plaisir et très-souvent sans érection; elle a lieu surtout chez les personnes qui dépensent, pendant la veille, toutes leurs forces intellectuelles. C'est, en quelque sorte, une fonction naturelle qu'entraîne la continence extrême. Dans l'Érotomanie somnolente, il y a délire, vision même et quelquefois cohabitation imaginaire avec la personne sur laquelle roulent toutes les divagations, et l'éjaculation est accompagnée de la même volupté que dans l'homme éveillé se livrant au même acte dans le feu de la plus violente passion : l'ébranlement nerveux et le plaisir sont quelquefois tels que le malade a le pouvoir d'activer, de compléter ou de prolonger la sensation voluptueuse de l'éjaculation.

Il y a peut-être ici une distinction à faire. L'irritation locale qui provoque l'émission spermatique est-elle la source du délire, ou celui-ci est-il la cause de l'érection ? Nous conviendrons que cette question est jusqu'à présent insoluble, ou du moins qu'il y a peut-être autant de faits en faveur des deux modes d'existence. Il y a une question beaucoup plus grave qui se rattache directement à la Médecine-Légale, sous les rapports les plus intéressans. Nous avons vu jusqu'à présent une foule de faits qui prouvent jusqu'à quel point nous avons été autorisé à distinguer toutes les folies du sommeil en actives et en passives. Nous ne possédons jusqu'à présent que des observations d'érotomanie passive; mais nous ne savons réellement pas si l'on serait bien fondé à douter que cette vésanie somnolente pût, comme toutes les autres, se présenter à l'état actif. Dans cette circonstance on ne peut plus naturelle, et dont la supposition est on ne peut plus juste, il ne pourrait y avoir d'incertitude sur l'absence du libre arbitre; mais quel moyen serait-il possible d'employer pour parvenir à constater sa privation? La question serait difficile sans doute, mais c'est une raison de plus pour nous croire obligé de la mentionner, en déclarant que la possibilité du fait ne répugne ni à notre bonne foi ni à nos lumières.

L'adolescent, dit M. Moreau de la Sarthe, étranger aux idées, aux sentimens de sa nouvelle situation, pourra avoir, dans un sommeil, le dénouement ordinaire des rêves voluptueux, sans que cet événement précède ou suive chez lui aucune espèce de songe; mais lorsque son existence morale prend plus de développement, lorsque son imagination, ayant acquis plus d'activité, un nouveau cercle d'idées répond dans son esprit à sa nouvelle position, l'impression de l'amour physique ne se fera plus ressentir pendant son sommeil sans rappeler ce cercle d'idées par différentes associations. Il suffira même, dans un âge plus avancé, pour avoir des rêves semblables, qu'une irritation morbide ou provoquée se développe directement ou sympathiquement vers les organes de la génération. J'ai donné pendant long-temps des soins à un homme déjà avancé en âge, et qui me consulta en particulier sur des pollutions et des rêves érotiques qui le fatiguaient beaucoup, et auxquels il était constamment exposé lorsqu'un rhumatisme chronique et mobile se portait sur la membrane fibreuse des testicules (1).

Les pollutions nocturnes ont souvent lieu sans que les individus éprouvent aucun trouble dans les fonctions cé-

(1) Dictionnaire des Sciences médicales, t. XLVIII, p. 275.

rébrales; d'autres fois, au contraire, ces pollutions sont accompagnées d'un ébranlement général, d'une sorte de convulsion de toutes les parties, avec une augmentation considérable des mouvemens du pouls. Ces dernières sont assez ordinairement les suites des rêves lascifs (*somnia venerea*) enfantés eux-mêmes par la fixité des idées voluptueuses auxquelles l'homme s'abandonne, soit dans le jour à la vue d'une personne du sexe, soit au moment du sommeil lorsque l'imagination, nourrie de ce tableau enchanteur, se plaît à donner sa dernière pensée à un sujet qui doit exciter chez lui un orgasme dont toute l'activité se concentre par habitude vers les organes destinés à en recevoir l'impression... Le *sensorium commune*, recevant l'impression des objets voluptueux, réagit sur les parties génitales; elles entrent en érection; les vésicules séminales, le canal de l'urètre éprouvent un orgasme violent; le muscle bulbo-caverneux se contracte et l'éjaculation a lieu (1).

Les pollutions qui arrivent si fréquemment pendant l'OEstromanie somnolente, conduisent également les malades au marasme et de là à la mort. Cœlius Aurelianus n'a point été chercher dans les secours, si souvent inéficaces de la Polypharmacie, les agens propres à guérir cette affection intellectuelle, c'est un traitement entièrement moral qu'il conseille de suivre dans ces circonstances.

Plus haut nous avons laissé entrevoir qu'il serait on ne peut plus naturel qu'un malade en proie à l'OEstromanie somnolente se livrât à des actes vénériens défendus par nos lois : nous n'avons point d'observations constatant

(1) Ibid., t. XLIV, p. 107 et seq., 114, etc.

clairement qu'un viol ait été commis dans de semblables conditions intellectuelles, mais il est incontestable que toutes les analogies nous autorisent à croire à la possibilité de ce cas. Que faut-il, en effet, de plus à une imagination en délire, servie d'ailleurs par un organe irrité, que la possibilité d'agir en même temps, ainsi que nous l'avons démontré, sur tous les muscles de relation, même avec une vigueur surnaturelle? Le fait suivant, du reste, ainsi que tant d'autres, fera partager notre opinion mieux que toutes nos réflexions. N...., âgé de 24 ans, figure pâle, colère et adonné au vin, était somnambule dès l'âge de onze ans. Dans ses accès, il répétait ses exercices ordinaires, mettait ou enlevait le couvert, et tour à tour son tact était très-fin ou très-grossier : le goût semblait peu assuré, puisqu'on lui changeait les alimens sans qu'il s'en aperçût. On rapporte qu'une nuit, au milieu de son accès, il habita avec sa femme (1). Il serait facile, sans doute, de réunir plusieurs faits de cette nature, mais celui-ci suffira, je pense, pour établir la présomption médico-légale dont nous avons parlé. Je dois dire, en outre, que je me rappelle avoir été consulté pour le fils de l'un des colonels du 116e régiment de ligne. Ce malheureux, somnambule dès son bas âge et au dernier degré du marasme par suite des habitudes secrètes, se masturbait encore pendant son sommeil (2), tant le délire de la veille avait de puissance sur celui du sommeil. Les auteurs qui ont écrit sur l'Onanisme, tant en France qu'à l'étranger, citent plusieurs faits analogues.

(1) Journal étranger, mars 1756.

(2) *Voyez* Journal des progrès.

CHAPITRE TREIZIÈME.

Folie fatidique somnolente.

§ XI. *Insania fatidica somnolans.* — Dans l'étude de la Morœgraphie du sommeil on rencontre un très-grand nombre de rêves qui paraissent incompréhensibles. Il faut convenir qu'ils offrent réellement des circonstances merveilleuses; mais l'incrédule ou l'ignorant demanderont en les lisant : l'homme peut-il réellement faire une prédiction qui se réalise tel qu'il l'avait annoncée, non pendant l'état de veille, mais durant le sommeil? On a beaucoup agité cette question, et l'on s'est arrêté à cette explication : la prophétie a eu lieu, mais le hasard seul s'est chargé de la justifier, de la réaliser. Est-ce la vérité? C'est ce que nous allons voir. Un fait certain, c'est qu'il paraît que toute exagération morale est propre à dévoiler, à prévoir des événemens futurs, lorsque l'individu y attache la plus grande importance. Les poëtes n'ont mérité le titre de *vates* qu'à cause de cette faculté, qu'on a toujours exagérée : néanmoins, dans cette exagération fatidique des malades, des poëtes, des magnétisés même à ce que l'on dit, il n'y a rien de bien étonnant encore. Mille exemples permettent de considérer ce fait, non comme une véritable prophétie mais comme l'expression d'une lésion organique perçue par le *sensorium commune* ou comme des divagations coïncidentes à un événement qu'on prévoyait ou qu'on redoutait, et dont la possibilité était calculée naturellement sur une foule de circonstances et à l'insu même, pour ainsi dire, du prophète improvisé. Cette action de dévoiler l'avenir n'est même pas étrangère aux maniaques (1). Or, si l'on retrouve ce phénomène pathologique, admirable en quelque sorte, dans l'affection où les idées sont les plus incohérentes, les plus déraisonnables, il faut aussi le rencontrer dans la Morœgraphie de l'homme endormi : c'est en effet ce qui arrive; mais dans l'étude de ces différentes observations on est forcé d'admettre deux distinctions importantes. Dans quelques cas il y a sensation, et le malade annonce en quelque sorte ce qu'il a déjà, ce que personne ne voit, ni ne prévoit. Dans l'autre, il n'a aucune base pour annoncer un fait qui plus tard se vérifie; c'est ici qu'est le merveilleux et qu'il faut dire avec madame de Staël : Dans les passions profondes, le cœur est tout à coup doué d'un instinct miraculeux, et les souffrances sont des oracles. Que signifie donc cette palpitation douloureuse qui soulève mon sein ? Ah ! mon ami ! je ne la redouterais pas si elle ne m'annonçait que la mort (2). Quoi qu'il en soit, c'est que souvent dans les vésanies somnolentes le malade est averti, non-seulement des événemens qui le concernent, mais encore de ceux qui lui sont entièrement étrangers. Ainsi, des personnes se trompant toujours sur la réalité de leurs sensations, comme cela arrive constamment en l'absence de la raison ou du libre arbitre, rêvant qu'elles avaient pris un purgatif, se trouvèrent bientôt en proie à un flux abdominal (3). Une autre rêve, par exemple, qu'elle

(1) Pline, *Histor. natur.*, lib. XXV, cap. IV. — Aristote, *De Divinatione*, cap. ult.—Cœlius Aurelian., *De Morbis chronicis*, cap. V, etc.

(2) Corinne ou l'Italie, t. III, p. 19.

(3) *Ephem. Nat. Curiosorum*, Decad. I, ann. III, obs. 234. — Decad. III, ann. IV, app. obs. 26, etc.

ne sent plus une partie de son corps et se réveille paralysée (1). Galien parle d'un paralytique rêvant qu'il avait une jambe de pierre. Madame de Staël, pendant une maladie longue et douloureuse, à laquelle elle succomba, rêva qu'on avait mis dans son lit la jambe d'une statue. Conrad Gesner rêva qu'il avait été vivement mordu au côté gauche de la poitrine par un serpent; peu de temps après parut un anthrax, qui l'enleva dans cinq jours. Arnauld de Villeneuve, rêvant dans le calme général de tous les sens, qu'il avait été mordu au pied, y vit paraître un ulcère cancéreux peu de jours après; les mêmes accidens arrivèrent au célèbre professeur Dumas, etc. Ces faits sont très-certainement on ne peut plus concevables, et ont pour cause irrécusable une sensation réelle, quoique vague, perçue seulement et vivement, pendant que ni les sens, ni la raison ne peuvent l'estimer à sa juste valeur. Arétée, qui avait eu connaissance de plusieurs faits de ce genre, qui, comme Moreau de la Sarthe (2), Desèze (3), etc., n'avait vu dans les songes qu'un prodrôme de la folie, Arétée, disons-nous, était convaincu qu'aux approches de la mort, dans des affections spéciales, les malades acquéraient tout à coup l'exaltation la plus vive, et un degré de sagacité, de discernement qui présente l'apparence la plus formelle de la prévision. Depuis lors, plusieurs médecins accordèrent à ces phénomènes une plus grande attention; et le célèbre Alberti ne dédaigna même pas d'en faire le sujet d'une de ses nombreuses Dissertations (4).

(3) Journal de Médecine de Larroque, 1686.

(2) Dictionnaire des Sciences médicales, t. XLVIII, p. 260 à 295.

(3) Recherches sur la sensibilité.

(4) *De Vaticiniis ægrotorum*. Halles, 1724.

Sans doute, il est facile d'expliquer comment dans le calme du sommeil, une sensation unique, celle de la douleur, donne lieu à une série d'idées; comment ces idées, loin de voir les objets sous leur véritable forme, représentent ceux qui offrent la plus grande analogie avec la sensation : ainsi, une douleur vive et profonde fait naître l'idée d'une destruction prochaine, et le malade prophétise sa mort; de même que dans la Morœgraphie de l'homme éveillé, nous voyons des sensations de diverses lésions organiques faire croire à certains aliénés qu'ils ont des serpens, des écrevisses, des rats, des diables, etc., dans le corps. On ne trouve plus, il est vrai, cette même facilité d'explication dans les prophéties qui n'ont d'autres bases que le déréglement inexplicable d'une imagination privée, par ce sommeil même, de son guide habituel, de la raison. Il en est cependant encore parmi ceux-ci qui se prêtent quelquefois à une juste explication. On conçoit, par exemple, qu'une révolution subite dans l'ordre intellectuel, effectuée même pendant le sommeil, puisse instantanément en donner l'idée : on explique dès lors comment Hésiode, averti confusément par cette sensation, rêve qu'il mange des feuilles de laurier et se réveille poëte. Ce que l'on n'expliquera sans doute pas aussi facilement, c'est le fait suivant : Ménage s'étant éveillé entre trois et quatre heures du matin, selon son habitude, fit une élégie sur la mort de Santeuil, espérant la lui montrer pour lui prouver qu'il s'occupait toujours de lui. Il fut fort étonné d'apprendre ensuite qu'il était mort à deux heures la même nuit, 5 août 1697, à Dijon (1). A part que ce fait n'est point une prophétie,

(1) Ménagiana, t. II, p. 383.

qu'il n'a pas eu lieu dans le sommeil, et que le pur hasard l'a réellement fait coïncider avec la réalité, il est tout au moins douteux. Le suivant, plus afférent à notre objet, paraît avoir une plus grande certitude. Las Cases raconte que, dans la nuit du 11 au 12, l'empereur avait rêvé qu'une dame avec laquelle il avait eu peu de relations (la duchesse de Feltre) lui avait apparu, lui avait dit qu'elle était morte, et avait ajouté beaucoup de particularités suivies et raisonnables. Elles avaient été si claires, si positives, disait l'empereur, que j'en ai été frappé; si bien que si je venais à apprendre que cette dame est morte en effet, mes idées naturelles en seraient renversées; je serais obligé de me rendre et de faire, a-t-il dit en riant et regardant l'un de nous, comme ceux qui croient aux rêves et aux revenans (1).

Les exemples de cette nature sont extrêmement communs; mais il est plus que probable que sur leur immensité il y en a un plus grand nombre que l'événement ne justifie pas, tandis qu'on fait seulement attention à ceux que le hasard confirme.

Quoi qu'il en soit, nous terminerons cet article par le fait suivant : une dame de Paris, à deux cents lieues de sa famille, se couche paisiblement, n'ayant fait aucun genre d'excès; bientôt après elle rêve que des personnes de sa connaissance viennent la voir, un dialogue très-suivi s'établit entre elles. La dame veut à toute force connaître son malheur : Eh bien ! s'écrie l'une d'elles, oui, votre fille a oublié sa mère; mais ce n'est rien; tranquillisez-vous, le mal est réparé, et votre fille est hors de danger. La dame se réveille en sursaut, descend de son

(1) Mémorial de Sainte-Hélène, t. VI, p. 359.

lit, se met à sangloter sur son malheur, éveille une (ame qui couchait dans sa chambre, et lui annonce que des personnes de sa connaissance viennent de lui apprendre que sa fille était morte ; on ne peut la consoler, elle est enfin aussi vivement affectée que si l'événement eût été réel. Une semaine après, elle reçoit une lettre de la personne qu'elle avait vue dans son rêve : elle lui apprend que sa fille, poussée au désespoir par son indigne et lâche mari, venait de s'asphyxier; mais qu'à force de soins on était parvenu à l'arracher à la mort.

CHAPITRE QUATORZIÈME.

Monomanie hypochondriaque somnolente.

§ XII. *Monomania hypochondriaca somnolans* (*Orci timor*, DARWIN). — Un des caractères de cette mélancolie est une inquiétude pathologique sur sa propre santé. Partant de cette idée exagérée, quelques Médographes, à l'exemple de Darwin, n'ont vu dans l'Hypochondrie que la crainte non fondée d'une mort prochaine. Comme on doit le pressentir, cette monomanie se confond souvent avec celle que nous venons d'examiner, parce que les malades, poursuivis par l'idée de leur maladie ou de leur mauvaise santé, peuvent également annoncer ou croire fermement à une mort prochaine, que rien ne saurait autoriser. C'est à cette même affection intellectuelle que, d'après ces diverses considérations, nous avons cru pouvoir imposer ailleurs le nom de Nécrophobie (1).

(1) Traité des maladies de l'esprit, appliqué aux législations actuelles, liv. I, ch. XV.

Quoi qu'il en soit, cette mélancolie s'observe également dans la Morœgraphie du sommeil; j'ignore si, dans celle-ci, l'anatomie pathologique en dévoilera les causes un jour; ce qu'il y a de sûr, c'est que, dans cette espèce, elle démontre presque toujours une lésion organique du cœur, et très-rarement des organes contenus dans l'abdomen. Celles des gros vaisseaux jouissent de la même propriété pathogénique. Ne serait-ce point là qu'on trouverait aussi l'origine de cette monomanie qu'on rapporte depuis si long-temps aux affections chroniques du foie et des intestins? Pour l'ordinaire les accès de la Nécrophobie ou de l'Hypochondrie somnolente sont très-courts, parce que l'imagination est si vivement frappée de l'horreur d'une mort imminente, que le malade se réveille spontanément dans le plus grand trouble, dans la plus grande terreur. Cette idée de la mort est rarement isolée; elle est le plus ordinairement entourée d'événemens tragiques, par suite de l'association pathologique d'idées nouvelles qu'il serait beaucoup trop long de rappeler (1).

CHAPITRE QUINZIÈME.

Monomanie belliqueuse somnolente.

§ XIII. *Monomania bellicosa somnolans.* — Les idées de gloire, de combat, etc. agitent sans doute très-souvent non pas seulement l'esprit des militaires, mais encore celui des jeunes gens. Ce n'est pas tant la gloire qui

(1) Dictionnaire des Sciences médicales, t. XLVIII, p. 283.

leur communique cette impulsion, qu'une exubérance de forces physiques, qu'une agitation morale et matérielle, naturelle à cet état comme à cet âge. Cette espèce, du reste, est tellement commune, que nous ne croyons pas devoir en citer des exemples à l'état passif : mais il n'en est pas de même à l'état actif. Pour montrer encore combien est grande l'affinité qui lie les monomanies du sommeil à celles de la veille, nous citerons deux observations de monomanie guerrière ou guerroyante, empruntées aux deux pathologies intellectuelles. On verra dans ces deux cas jusqu'à quel point peut aller cette folie, et combien peuvent être grands ses rapports avec la jurisprudence.

Un jeune militaire, d'un caractère très-gai, s'amuse tout un soir, avec ses camarades, du simulacre d'un combat, puis soupe copieusement. Après un premier somme, il se lève encore tout endormi, simule avec ses bras une défense vigoureuse, franchit une porte et revient tout en sueur. Ses yeux étaient ouverts, mais il ne voyait pas. Le lendemain il ne conservait aucun souvenir de son accès. Une autre fois il prend la fenêtre pour la porte, et se précipite dans la rue : cette chute, qui fut grave, n'eut cependant pas de suites très-fâcheuses (1).

Un militaire croit avoir éprouvé quelque passe-droit; il obtient une permission et se rend à Paris ; il a une audience du ministre, dont il n'obtient rien. La nuit est pénible; le lendemain matin il entend un tambour, il se réveille, saute sur son épée, descend en chemise dans la rue, et s'oppose au passage de la garde montante. Après avoir blessé plusieurs personnes, on s'empare de lui,

(1) Dictionnaire des Sciences médicales, t. LII, p. 120.

désespéré de n'avoir pu empêcher que les ennemis pénétrassent dans la capitale, vociférant contre la lâcheté des Français, qui l'abandonnèrent seul dans ce poste honorable.

Dans ces deux cas, on ne saurait nier que le malade ne puisse donner lieu à des poursuites judiciaires d'une nature très-grave; et cependant rien sans doute n'autoriserait sa condamnation, puisqu'il y a évidemment absence du libre arbitre.

CHAPITRE SEIZIÈME.

Monomanie ambitieuse somnolente.

§ XIV. *Monomania ambitiosa somnolans.* — Que de fois, pendant le sommeil, un amour-propre pathologique vient consoler le malheur ou flatter la nullité! Combien n'a-t-on pas vu de malheureux dont l'imagination malade en vertu de l'exagération des idées ambitieuses, se sont tour-à-tour crus princes, rois, empereurs, millionnaires, savans, etc.! A l'appui de cette vérité, nous ne citerons que l'observation suivante, à l'état actif, mode d'existence beaucoup plus rare.

Un Écolier de 12 à 14 ans, dont j'ai entendu citer l'exemple à ce sujet par un témoin digne de foi et très-éclairé, rêvait tout haut, chaque nuit et pendant longtemps, sans en avoir le moindre souvenir à son réveil. On l'observa pendant plusieurs nuits : ses rêves étaient suivis, détaillés; il s'y trouvait constamment le même personnage, celui d'un homme d'état, dont il avait le langage et dont il paraissait avoir les goûts, les sentimens, en un mot, les habitudes d'esprit et les principes de conduite. Tout cela s'évanouissait à son réveil, sans laisser la moindre trace, sans l'empêcher de reprendre sa pétulance et son rôle d'écolier (1).

Nous pourrions très-facilement, comme on doit le présumer, multiplier les observations de ce genre; il suffira, je pense, de rappeler celle-ci pour que l'on puisse y en rattacher bientôt un très-grand nombre d'autres. Dans tous les cas, on leur trouvera constamment la plus grande analogie avec la monomanie ambitieuse de l'état de veille (2).

CHAPITRE DIX-SEPTIÈME.

Manie somnolente.

§ XV. *Mania mutabilis somnolans.* — Jusqu'ici nous avons étudié des affections intellectuelles dans lesquelles les idées, quoique exagérées, étaient parfaitement suivies, très-claires, très-nettes : c'était enfin une idée fixe, une véritable monomanie plus ou moins persistante. Il en est d'autres maintenant que l'on désigne assez communément sous le nom de *rêvasseries*, qui n'ont absolument aucune suite, aucune liaison, et dont le malade ne conserve au réveil qu'un souvenir confus. Ce sont des visions passagères, des apparitions grotesques et fugitives, qui ont la plus grande analogie avec ce que nous avons

(1) Dictionnaire des Sciences médicales, t. XLVIII, p. 295.

(2) Pierquin, Traité des maladies de l'esprit, appliqué aux législations actuelles. liv. v, chap. I.

étudié plus loin sous la dénomination d'hallucination. En général, ces rêves, extrêmement courts, se succèdent avec une constante rapidité, ne conservent aucune liaison entre eux, et agitent le malade presque pendant toute la durée du sommeil. Tels sont les caractères principaux d'une affection mentale à laquelle Darwin a imposé l'épithète de *mutabilis*. On doit prévoir dès lors combien il serait facile d'en multiplier les observations : nous en rapporterions quelques exemples, si nous n'étions convaincu que la mémoire du lecteur pourra facilement y suppléer.

CHAPITRE DIX-HUITIÈME.

Manie sans délire.

§ XVI. *Mania sine delirio.* — La plupart des affections intellectuelles que nous venons d'examiner peuvent se rattacher à cette variété; car il n'est point d'idées fixes qui ne puissent avoir lieu sans délire, ainsi que la Morœgraphie de l'homme éveillé l'a prouvé depuis long-temps. Nous ne chercherons point à découvrir ici la cause de cette suite extraordinaire dans des idées pathologiques, dans une folie raisonnable enfin, comme la nommait Pinel. Le fait a été démontré long-temps avant ce Morœgraphe célèbre, et nous nous bornerons à constater que le même phénomène se rencontre dans la Morœgraphie du sommeil. Quant au fond des rêves plus réguliers, dit Moreau de la Sarthe, ou plus suivis, plus composés, il dépend, en général, de l'état naturel ou habituel du cerveau de celui qui rêve, ou de son état accidentel, ou plus ou moins morbide, dans les cas où la trame des songes n'a rien de commun avec l'existence intellectuelle ou morale du rêveur, et se présente comme un événement isolé dans cette existence. On sent combien aujourd'hui il est difficile de se contenter d'une pareille théorie : quoi qu'il en soit, voilà une opinion, et nous devions en faire mention, puisqu'elle est jusqu'à présent la plus plausible, la plus raisonnable ; mais elle est encore loin de la vérité. Des recherches ultérieures en détermineront certainement la véritable cause : quant à nous, nous ne saurions voir dans cette circonstance que le résultat de la rectitude naturelle du jugement. Une bonne santé morale, voilà la véritable origine de l'équilibre intellectuel, de la raison, pendant les maladies qui constituent la Morœgraphie du sommeil.

CHAPITRE DIX-NEUVIÈME.

Classification des Folies somnolentes.

C'est ici que se borne l'examen actuel de la Morœgraphie du sommeil. Des travaux postérieurs pourront sans doute l'étendre beaucoup : il est difficile de prévoir maintenant toute son influence heureuse sur la théorie et la thérapeutique de la folie, je dirai même sur sa pathogénie. Quant aux bienfaits actuels de cet examen, il en est qu'on ne peut méconnaître, quelle que soit la mauvaise foi des adversaires de notre opinion : j'espère, par exemple, qu'il restera prouvé, d'après ces réflexions, que les rêves ne sont que le premier degré de la somniloquie, du somnambulisme et de la folie ; que dès lors on doit les confondre sous une dénomination unique, avec la simple attention de distinguer ces deux nuances d'une même affection par l'épithète d'active ou de passive, comme nous le faisons dans la

Classification des Maladies intellectuelles du sommeil.

HYPNOMANIA *vel* INSANIA SOMNOLANS *activa vel passiva, febrilis vel apyretica.*	Hallucinatio sensorialis et mentalis somnolans. Tigridomania somnolans. Demonomania somnolans. Panophobia somnolans. Monomania ascetica somnolans. Monomania scientifica somnolans. Monomania errabunda somnolans. Monomania nostalgica somnolans. Monomania erotica somnolans. Insania fatidica somnolans. Monomania hypochondriaca somnolans. Monomania bellicosa somnolans. Monomania ambitiosa somnolans. Mania mutabilis somnolans. Mania somnolans sine delirio.

Nous avons examiné l'analogie des rêves et de la folie, nous avons vu que les divisions admises pour la dernière s'appliquaient parfaitement aux autres. Nous aurions pu pousser beaucoup plus loin cette division, cette classification, mais elle nous a paru si naturelle, si facile, que nous n'avons pas cru devoir y consacrer plus de temps. N'avons-nous pas lieu d'espérer, en outre, que l'étude ultérieure de cette morœgraphie pourra éclairer l'œtiologie de l'autre? La thérapeutique de l'une ne pourra-t-elle pas aussi conduire à celle de l'autre? Cette esquisse de la grande Morœgraphie ne pourra-t-elle pas mener à des découvertes que nous sommes encore loin de prévoir? Nous avons, autant que possible, observé l'Hypnomanie à son état de simplicité ; nous savons cependant que les folies du sommeil comme celles de la veille, se présentent rarement ainsi, et qu'elles se combinent souvent ; mais cette simplicité même est on ne peut plus favorable à la Nosologie, et dès lors à l'étude des maladies. C'était donc la marche que nous devions suivre ; et il en résultera un autre avantage encore, c'est que, dorénavant, au lieu de faire une description longue, minutieuse, ennuyeuse même des rêves d'un malade ou d'une affection spéciale, le Médographe n'aura plus qu'à indiquer à quelle variété ils se rapportent. Nous le répétons, nous aurions pu considérablement augmenter les espèces, parce que, dans la folie du sommeil comme dans celle de la veille, il n'y a pas une sensation, pas un objet, pas une idée qui ne puisse donner lieu à la déraison des actes et des paroles ; dès lors c'eût été sans nul avantage pour la science.

CHAPITRE VINGTIÈME.

Conclusion.

Nous nous sommes peu étendu sur les causes du sommeil, parce que dans l'étude de la folie les Morœgraphes ne recherchent point les causes de la santé, que le sommeil parfait en est le type idéal pour nous, et, qu'en outre, elles ont très-peu d'influence sur la production de la folie. Nous avons principalement dirigé nos vues sur des considérations d'un ordre plus relevé. Nous n'avons pas cru devoir nous attacher à rappeler que l'ingestion des alimens ou des liqueurs, que certains poisons, certaines dispositions morales, etc., pouvaient pervertir la fonction physiologique connue sous le nom de sommeil. Nous avons nécessairement dû prendre l'homme dans l'état normal pour le considérer dans l'état pathologique. Nous n'avons pas non plus cherché à déterminer quel était l'âge le plus favorable au développement des folies somnolentes, parce qu'elles arrivent indifféremment à tout âge, si nous en exceptons pourtant celles qui revêtent la forme active. Celles-ci se présentent dès la seconde enfance, et diminuent, décroissent ou disparaissent à mesure que l'imagination s'éteint, que les forces musculaires s'épuisent. Cette circonstance explique pourquoi les folies somnolentes actives sont extrêmement rares chez les femmes.

Les folies somnolentes, de même que celles de l'état de veille, sont-elles héréditaires? L'identité constatée de ces diverses maladies répond affirmativement à cette question, et si nous voulions la baser aussi sur des exemples, rien ne serait plus facile. Ainsi, Willis rapporte l'exemple d'une famille dont le père et les enfans étaient en proie à des folies somnolentes actives. Horstius a conservé l'histoire de trois frères, tous jeunes, et qui furent atteints de la même affection, à la même époque, etc. On voit ici la folie somnolente se développer long-temps avant l'âge de la puberté, malgré l'assertion de M. Itard.

Nous avons sans doute omis beaucoup de faits, mais nous ne pouvions en rapporter davantage; les bornes de ce mémoire ne nous le permettaient pas. Nous aurions pu faire ensuite l'histoire de la Morœgraphie du sommeil; mais à quoi eût servi aux praticiens ainsi qu'aux Médecins-légistes de savoir, par exemple, qu'à une certaine époque les folies somnolentes actives partagèrent le sort des folies diurnes, et qu'elles furent considérées par l'opinion générale comme le résultat d'une punition céleste? Grégoire Horstius dit positivement que de son temps on appelait les somnambules des mal-baptisés; on croyait que l'omission de quelques paroles sacramentales, dans la cérémonie du baptême, était la cause unique de la maladie! Qu'importe également de savoir que plus tard ils furent appelés lunatiques, ainsi que les aliénés, etc., etc.? Ces recherches de pure érudition doivent être négligées toutes les fois qu'elles n'éclairent ni la Médecine-pratique, ni la Médecine-légale.

Maintenant, si nous sommes parvenu à éclairer la question, s'il ne reste plus aucun doute sur l'existence de la Morœgraphie du sommeil, nous n'avons point oublié de mentionner son application à la médecine-légale, toutes les fois que nous en avons eu l'occasion. Nous avons vu, par exemple, qu'un grand nombre d'actes illicites pouvaient être aussi le résultat de la folie somnolente; ainsi nous avons vu que dans la panophobie somnolente le délire persistait très-souvent pendant assez long-temps après le réveil, qu'il pouvait être momentanément interrompu par l'état de veille, recommencer et aller ensuite jusqu'au deliquium. Nous aurions pu très-facilement multiplier les observations à l'appui de cette vérité : il nous a suffi d'en citer quelques-unes et d'annoncer qu'elles étaient extrêmement communes à toutes les espèces.

Nous avons également vu que l'Hypnomanie active pouvait souvent donner lieu à des poursuites judiciaires. A ce sujet, nous avons demandé jusqu'à quel point les fous peuvent être regardés comme responsables de leurs actes ou de leurs propos.

Maintenant, il me semble qu'on peut se demander encore si l'aveu d'un crime fait naturellement, ou artificiellement arraché, durant le sommeil, pourrait servir, non comme une preuve contre le prévenu, mais comme une simple présomption, comme une prévention légitime? Grétry rapporte un exemple de ce genre qui, tout affreux qu'il est, n'eut heureusement aucune suite légale, quoique le résultat en ait été on ne peut plus funeste pour la malheureuse qui en fut l'objet.

Nous avons dit aussi que souvent la folie du sommeil empiétait sur l'état de veille, pendant un temps plus ou moins long, et que dans certaines circonstances même elle durait indéfiniment. Ce dernier cas rentre entièrement dans la Morœgraphie de l'homme éveillé, mais ne pourrait-on pas abuser de l'autre? Cette folie passagère, qui se prolongerait, ne pourrait-elle pas autoriser la cupidité à réclamer l'interdiction? Quelle conséquence ne pourrait-on pas tirer aussi de ce mélange des idées de la veille avec celles du sommeil? nous en avons eu un exemple mémorable dans la malheureuse affaire de la marquise de Douhault, alors qu'elle réclamait à la fois son existence politique et matérielle, et qu'on lui opposait victorieusement cette circonstance pathologique. Cette observation nous conduit naturellement à examiner les Folies Artificielles; mais ce sujet important mérite trop d'extension et nous en ferons l'objet d'un autre mémoire.

---

www.ingramcontent.com/pod-product-compliance
Ingram Content Group UK Ltd.
Pitfield, Milton Keynes, MK11 3LW, UK
UKHW021119260726
13994UKWH00002B/945